本书得到以下项目的支持：

急救与创伤研究教育部重点实验室开放课题基金（KLET-202003）

国家社科基金（19VJX168）

海南省教育厅项目（Hnky2021ZD-14，Hnky2022-31）

海南医学院教育科研课题（HYZD202118）

在此表示感谢！

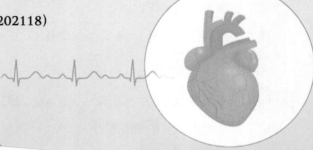

U0302112

院外心搏骤停
社会化生命安全保障体系

王 鹏　杨 磊 ◎ 主编

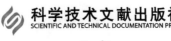

科学技术文献出版社

SCIENTIFIC AND TECHNICAL DOCUMENTATION PRESS

·北京·

图书在版编目（CIP）数据

院外心搏骤停社会化生命安全保障体系/王鹏，杨磊主编. —北京：科学技术文献出版社，2024.5

ISBN 978-7-5235-1239-5

Ⅰ.①院… Ⅱ.①王… ②杨… Ⅲ.①心肺复苏术 Ⅳ.① R605.974

中国国家版本馆 CIP 数据核字（2024）第 061900 号

院外心搏骤停社会化生命安全保障体系

策划编辑：邓晓旭　　责任编辑：夏　琰　　责任校对：张　微　　责任出版：张志平

出　版　者	科学技术文献出版社
地　　　址	北京市复兴路 15 号　邮编　100038
编　务　部	（010）58882938，58882087（传真）
发　行　部	（010）58882868，58882870（传真）
邮　购　部	（010）58882873
官　方　网　址	www.stdp.com.cn
发　行　者	科学技术文献出版社发行　全国各地新华书店经销
印　刷　者	北京虎彩文化传播有限公司
版　　　次	2024 年 5 月第 1 版　2024 年 5 月第 1 次印刷
开　　　本	710×1000　1/16
字　　　数	105 千
印　　　张	6
书　　　号	ISBN 978-7-5235-1239-5
定　　　价	68.00 元

主编简介

王鹏，治未病与健康管理专业博士，讲师，主治医师，全国首批学校急救教育专家。主持、参与各级各类科研课题8项，主编、参编著作7部，执笔、参与制订专家共识4项，以第一作者发表学术论文20余篇，获校级教学成果奖一等奖1项。先后获得海南省优秀红十字志愿者、海南省优秀共青团干部、海南省大中专学生志愿者暑期文化科技卫生"三下乡"社会实践活动优秀指导教师、海南医学院优秀共产党员、海南医学院青年岗位能手等荣誉称号。

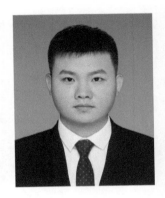

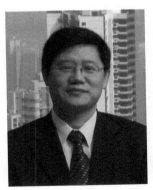

杨磊，博士，博士研究生导师，教授，杭州师范大学原副校长，享受国务院政府特殊津贴。国家首批新世纪"百千万人才工程"国家级人选，教育部高校教学指导委员会公共卫生与预防医学分委员会委员，健康中国企业行动职业健康促进专项行动组组长，浙江省高校公共卫生与预防医学教学指导委员会副主任委员，浙江省科技发展咨询委员会专家，浙江省预防医学会副会长，浙江省预防医学会企业健康促进专业委员会主任委员、劳动卫生与职业病专业委员会副主任委员，浙江省重点科技创新团队"公共卫生监测与突发事件处置关键技术"负责人，浙江省高校"钱江高级人才"（特聘教授），《健康研究》杂志主编。先后主持完成国家科技部、国家自然科学基金、教育部、浙江省等国家和省部级重大课题10余项，获省部级教学科研成果奖5项。在国内外学术刊物上发表论文180多篇，其中SCI收录论文90余篇。主编和参编《健康杭州蓝皮书》(2018，2020，2021)、《职业健康服务与管理》、《预防医学》、《初级卫生保健学》等10余部著作。

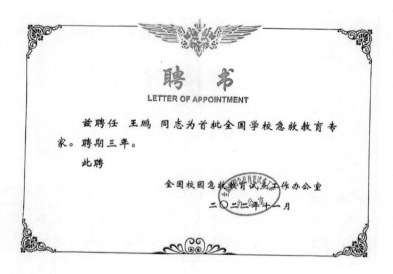

聘 书

LETTER OF APPOINTMENT

兹聘任 王鹏 同志为首批全国学校急救教育专家。聘期三年。

此聘

全国校园急救教育试点工作办公室

二〇二八年十一月

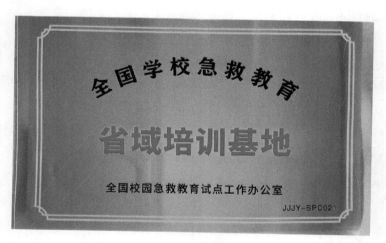

全国学校急救教育

省域培训基地

全国校园急救教育试点工作办公室

JJJY-SPD021

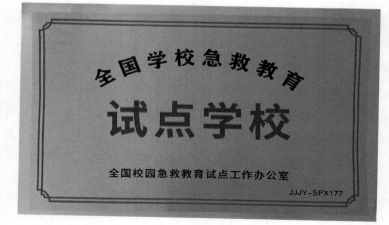

全国学校急救教育

试点学校

全国校园急救教育试点工作办公室

JJJY-SPX177

序

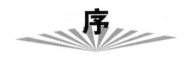

据《中国心血管健康与疾病报告2021》，我国居民心血管健康状况不容乐观，心血管疾病（cardiovascular disease，CVD）及其危险因素持续流行，对居民健康的影响更加显著。CVD患病率和发病率仍在持续增高：2019年农村和城市CVD死亡人数分别占总死亡人数的46.74%和44.26%，每5例死亡者中就有2例死于CVD。据估算，我国院外心源性猝死事件每年发生约55万人次，已成为公共卫生领域和临床医学领域共同关注的重要话题。

而如能在"黄金救命时间"内对院外心搏骤停患者进行科学施救，就有很大可能阻止院外心源性猝死悲剧的发生。如何科学施救？美国心脏病协会（American Heart Association，AHA）制定并持续更新的院外心搏骤停"生存链"为我们提供了科学依据，其中"启动应急反应系统""高质量心肺复苏"和"自动体外除颤器快速除颤"是必须和基础的环节。很显然，在"黄金救命时间"内，急救专业人员多数时候无法及时赶到，需要现场目击者第一时间内会救、能救、愿意救，尽快高质量启动院外心搏骤停"生存链"。

受国情影响，面对院外心搏骤停患者，我国公众普遍存在"不会救""不能救""不愿救"等现状，导致院外心搏骤停患者生存率极低，院外心源性猝死事件高发，给社会造成重大的健康资产损失。这一现状迫切需要我们认真思考：如何让我国公众"会救""能救""愿意救"，进而筑牢院外心搏骤停患者的生命安全屏障？

杨磊教授及其学生王鹏博士认为："会救"，需要在全社会科学开展公众心肺复苏培训，涉及谁主导培训、培训师资、培训对象、培训内容、培训管理等关键问题；"能救"，需要在公共场所规范化布局自动体外除颤器（automated external defibrillator，AED），涉及谁负责布局及如何布局、使用、管理和维护等环节；"愿意救"，需要价值观引领、文化营造、机制畅通、法律保障等内涵。同时，院外心源性猝死的有效应对，不仅仅是医疗卫生系统的工作，还与政治、经济、文化等因素息息相关。因此，他们在健康治理理论的指导下，通过整体政府和全社会的路径，从政府、市场、社会、社区、家庭和个人6个维度提出应对措施，初步构建出"院外心搏骤停社会化生命安全保障体系"的雏形，并在海南省海口市龙华区、琼中黎族苗族自治县进行实地应用，数据翔实，取得良好的成绩，为应对院外心源性猝死提供了可参考的模式。

    作为一名曾经的临床心血管病医生和现在的健康管理专家，我深感"防患于未然"和"医防融合"模式创建的重要性。我们更应发扬祖国医学"治未病"的智慧，做到"未病先防、欲病救萌、既病防变、瘥后防复"，为人民的健康保值、增值，助力"健康中国 2030"宏伟目标的实现。

中华医学会健康管理学分会第三届主任委员

中关村新智源健康管理研究院院长

2023 年 8 月

前　言

近年来，我国心源性猝死事件发生率明显增加，并成为青壮年人群健康的主要杀手，给个人、家庭、单位、社会和国家带来了沉重的健康资产损失。

心搏骤停是心源性猝死最直接的原因，可发生在医院内或医院外，其中院外心搏骤停发生率高达80%，尤其值得社会各界广泛关注。"生存链"是院外心搏骤停患者成功复苏所需要的一系列衔接紧密的措施，如果在心搏骤停的"黄金时间"内启动"生存链"，就可以提高院外心搏骤停患者的生存率，降低院外心源性猝死事件的发生率。院外心搏骤停"生存链"前三个环节是"启动应急反应系统""高质量心肺复苏"和"自动体外除颤器快速除颤"，可以通过向公众科学普及心肺复苏知识和规范化布局AED增强。但目前，我国公众"不会救""不能救""不愿救"的现象普遍存在，导致院外心搏骤停患者的生存率极其低下，院外心源性猝死事件发生率较高，给政府健康治理带来了风险和挑战，迫切需要我们积极应对和化解。

公众的健康受到一系列因素的影响。院外心源性猝死的有效应对，不仅仅是卫生健康系统的工作，更深植于政治、经济、文化等方面，应该从健康治理的高度进行整体谋划、系统重塑和全面提升。

因此，以中医治未病思想为基础，在健康治理理论的指导下，在我国开展面向公众的心肺复苏知识科学普及和规范化布局AED，大力践行"人人参与　共建共享"的健康文化，构建安全可靠的"院外心搏骤停社会化生命安全保障体系"，提供一个应对院外心源性猝死事件的系统分析框架、标准的行动指南和科学的评价依据，从而为在全国复制和推广应对院外心源性猝死事件提供政策建议，为政府、社会、单位、家庭和公众科学而有效地应对院外心源性猝死事件提供策略和方案，有深远的研究意义和实用价值。

本书编者所在团队在社会急救、院前急救、急诊急救大平台建设等领域有一定的探索与实践。他们在前期调研、科学研究、实践应用等工作基础上，进行全面梳理、高度总结和整体思考，几易其稿，形成本书，以期对前期工作进行阶段性总结，也与全国同道进行经验分享，并以此为契机，向各位前辈、同人表达由衷的敬意。书中若有不当之处，还请批评指正。"健康中国"建设，我们一直在路上。

编　者

2023 年 2 月

目　录

第一章

院外心搏骤停带来的健康风险与挑战

院外心搏骤停是急诊医学的研究范畴，近年来，随着工业化、城镇化、人口老龄化、生活方式的变化，疾病谱也逐渐在改变，其中心脑血管疾病高居榜首。以院外心搏骤停为代表的缺血性心脏疾病发生率随之提高，但我们的应对措施和效果明显存在不足，面对院外心搏骤停患者，急救专业人员无法及时赶到现场施救，而公众"不会救""不能救""不愿救"等现象广泛存在，导致院外心搏骤停患者不能在"黄金救命时间"内及时得到施救，院外心源性猝死事件高发，已逐渐成为急诊医学领域和公共卫生领域共同关注的话题。

1 院外心搏骤停的发生机理

从解剖学的角度来看，人体的心脏由左心房、左心室、右心房、右心室四个腔构成。生理学方面，心肌细胞具有兴奋性、自律性、传导性和收缩性，窦房结内的起搏细胞首先发生电冲动，并依次传至心房和心室，让心脏有规律的收缩泵血。动脉血从左心室泵出，先后经过主动脉、全身动脉、毛细血管网、各级静脉和上下腔静脉，然后流回右心房。这一循环被称为"体循环"，满足人体对血液和氧气的需要，经过体循环后，动脉血变为静脉血。之后，静脉血由右心房流向右心室，再经过肺动脉、肺泡毛细血管和肺静脉，流回左心房，最后进左心室，这一循环被称为"肺循环"。在这一过程中，人体血液排出二氧化碳，吸入氧气，让静脉血转化为动脉血，再进行下一轮的血液循环。

心搏骤停可以由心脏原因（心源性，约占80%）和心脏以外的原因（如窒息、过敏、创伤、出血、低温、溺水、触电、中毒等）引起。在未曾预料的情况下，心脏突然失去泵血的基本功能，被称为"心搏骤停"；在未曾预料的状态下，呼吸功能突然停息，被称为"呼吸停止"。心搏骤停、呼吸停止常同时出现，是人体生命过程中最危急的时刻之一：发生后 3～5 秒，患者出现黑蒙；5～10 秒，出现昏厥；15 秒，可出现"阿斯综合征"（指出现严重脑缺血、意识丧失和晕厥等症状的一组临床综合征）；10～20 秒，患者意识丧失；30～50 秒，瞳孔散大；3 分钟，出现脑水肿。此时，时间就是生命，须有目击者在现场快速实施基础生命支持：通过人工按压代替患者的自主循环，通过开放气道、口对口人工呼吸代替患者的自主呼吸，通过自动体外除颤器（automated external defibrillator，AED）快速除颤让患者恢复有节律的心跳，进而有很大可能让患者成功复苏，避免心源性猝死事件的发生。因此，对于院外心搏骤停患者，有"黄金 4 分钟"的救命理念。

2　院外心搏骤停的发生现状与急救现状

随着工业化、城镇化、人口老龄化的发展及生态环境、生活行为方式的变化，心血管疾病成为制约人类健康和预期寿命提高的重要因素。数据显示，2016 年全球前十位死亡原因中，缺血性心脏病排名第一；2017 年中国前十位死亡原因中，缺血性心脏病排名第二。心源性猝死主要由原发性心搏骤停导致，其中缺血性心脏病高居榜首。据统计，全球每年有约 500 万人发生心源性猝死。近年来，我国心源性猝死的发生率也明显增加，并成为青壮年人群的主要杀手，每年约有 54.4 万人（平均每天约 1500 人、每分钟约 1 人）发病。心源性猝死可发生在院内和院外，其中院外心源性猝死发生率高达 80%，是公共卫生领域中最危急的情况之一。

患者发生心搏骤停后的 4～6 分钟是挽救生命的"黄金时间"，若能在 1 分钟内实施心肺复苏（cardiopulmonary resuscitation，CPR），3～5 分钟内进行 AED 快速除颤，可使心搏骤停患者存活率达到 50%～70%；但若不能及时进行抢救，每延迟 1 分钟，患者的复苏生存率就下降 7%～10%。目前，我国公众心肺复苏普及率不足 1%，而美国为 33%，法国为 40%，德国高达 80%；每 10 万人中，我国大中城市拥有的 AED 数量仅为 5 台，而美国为 700 台，日本为 276 台，瑞典为 160 台；在急救专业人员到达之前，我国大中城市目击者现场及时对院外心搏骤停患者实施心肺复苏的比率仅为 4.5%，而美国为 46.1%，加拿大为 29%，瑞典为 46%～73%，日本为 32.2%，澳大利亚为 21.2%。通过数据对比，我们可以发现：面对院外心搏骤停患者，我国公众普遍存在"不会救""不能救""不愿救"的现实，这与院外心搏骤停患者对时间的紧急要求构成了矛盾，形成了"风险点"。

由于第一时间内无目击者对院外心搏骤停患者进行有效的心肺复苏，而急救专业人员到达现场的平均时间远超过"黄金抢救时间",导致我国院外心搏骤停患者抢救成功率极低,总体生存率仅为 1.3%,显著低于欧洲的 9%、北美洲的 6% 和澳大利亚的 11%,给个人、家庭、单位、社会和国家造成了重大的健康资产损失。

3 公众心肺复苏科学普及和 AED 规范化布局是应对院外心搏骤停的关键

"生存链"是院外心搏骤停患者成功复苏所需要的一系列衔接紧密的措施,包括启动应急反应系统、高质量心肺复苏、AED 快速除颤、高级心肺复苏、心搏骤停恢复自主循环后治疗和康复六个环节,每个环节的成功依赖于前面环节的实施效果。通过开展公众心肺复苏科学普及和 AED 规范化布局,可以提高"第一目击者"的心肺复苏知识、技能和现场施救意愿,让公众"会救""能救""愿意救",尽快启动院外心搏骤停的"生存链",巩固"生存链"的前三个环节,对提高院外心搏骤停患者的生存率具有决定性意义。因此,通过在院外心搏骤停发生率高、人员密集的公共场所规范化配置 AED 与公众心肺复苏培训,让公众能够在急救专业人员到达现场之前使用 AED 对院外心搏骤停患者进行快速除颤,从而提高院外心搏骤停患者的院前复苏率和院内抢救成功率,大力推行公众启动除颤(public access defibrillation,PAD)项目。

第二章

国内外应对院外心搏骤停的探索与实践

通过对国内外有关应对院外心搏骤停的研究成果进行全面、整体、系统的回顾和梳理，了解和掌握国内外应对院外心搏骤停的研究现状、热点、趋势和经验。

1 院外心源性猝死和院外心搏骤停的可视化分析

信息可视化分析软件 CiteSpace 通过知识可视化技术与科学计量学的有机结合，动态呈现各个学科领域的演化趋势及科学发展的前沿动态，通过该软件对近十年国内外"院外心源性猝死"或"院外心搏骤停"为主题的相关文献进行可视化分析。国内文献来源于"中国知网"，通过"高级检索"功能，设置主题为"院外心源性猝死"或"院外心搏骤停"，发表时间为"2010 年 1 月 1 日至 2020 年 9 月 1 日"，共检索到 206 篇中文文献，剔除报纸 2 篇，最终纳入文献 204 篇。国外文献来源于"Web of Science"，数据库选择"Web of Science 核心合集"，设置主题为"sudden cardiac death outside hospital"或"out-of-hospital cardiac arrest"，发表时间为"2012 年（数据库时间选择上限）至 2020 年"，共检索到 5009 篇文献。采用 CiteSpace V 软件对样本文献的研究单位、研究者、所在国家、关键词、高被引文献等内容进行知识图谱的可视化分析。

1.1 研究结果统计

1.1.1 国内外研究单位统计

表2-1 国内发文量排名前十的研究单位统计表

序号	研究单位	发文量
1	首都医科大学附属北京朝阳医院急诊科	5
2	中山大学附属第一医院急诊科	5
3	浙江省人民医院急诊科	4
4	北京大学第三医院急诊科	4
5	宁波市急救中心	3
6	绍兴市急救中心	3
7	赤峰市医院急救中心	2
8	中国医学救援协会	2
9	海南省人民医院急诊科	2
10	中国医学科学院	2

表2-2 国外发文量排名前十的研究单位统计表

序号	研究单位	发文量
1	Univ Washington	158
2	Seoul Natl Univ	139
3	Univ Pittsburgh	131
4	Univ Toronto	129
5	Monash Univ	121
6	Kyoto Univ	97
7	Univ Copenhagen	88
8	Seoul Natl Univ Hosp	85
9	Oregon Hlth & Sci Univ	85
10	Lund Univ	84

1.1.2   国内外研究者统计

表2-3   国内发文量排名前十的研究者统计表

序号	作者	发文量
1	费敏	4
2	蔡文伟	4
3	罗红敏	4
4	于雪	3
5	刘励军	3
6	朱建良	3
7	季宪飞	3
8	陈长水	3
9	侯传勇	3
10	张明	3

表2-4   国外发文量排名前十的研究者统计表

序号	作者	发文量
1	SANG DO SHIN	109
2	CHRISTIAN HASSAGER	88
3	TAKU IWAMI	87
4	JESPER KJAERGAARD	82
5	TETSUHISA KITAMURA	78
6	KYOUNG JUN SONG	77
7	NIKLAS NIELSEN	71
8	HANS FRIBERG	69
9	YOUNG SUN RO	68
10	CLIFTON W CALLAWAY	68

1.1.3　国外发文量统计

表 2－5　国外发文量排名前十的国家统计表

序号	国家	发文量
1	USA	920
2	JAPAN	399
3	SOUTH KOREA	284
4	DENMARK	238
5	CANADA	227
6	AUSTRALIA	217
7	FRANCE	214
8	SWEDEN	208
9	ENGLAND	191
10	GERMANY	190

1.1.4　关键词频数统计

表 2－6　国内文献排名前十的关键词词频统计及中心性

序号	关键词	频数	中心性
1	心肺复苏	95	0.53
2	院外心脏骤停	79	0.59
3	心搏骤停	31	0.28
4	心脏骤停	29	0.26
5	胸外按压	17	0.13
6	心肺复苏	16	0.09
7	心跳骤停	14	0.06
8	院前急救	13	0.13
9	meta 分析	9	0.06
10	生存率	9	0.06

表2-7　国外文献排名前十的关键词词频统计

序号	关键词	频数
1	cardiopulmonary resuscitation	1472
2	survival	1170
3	cardiac arrest	1027
4	American Heart Association	737
5	resuscitation	723
6	out-of-hospital cardiac arrest	720
7	outcom	546
8	guideline	527
9	association	459
10	hospital cardiac arrest	426

1.1.5　突现词统计

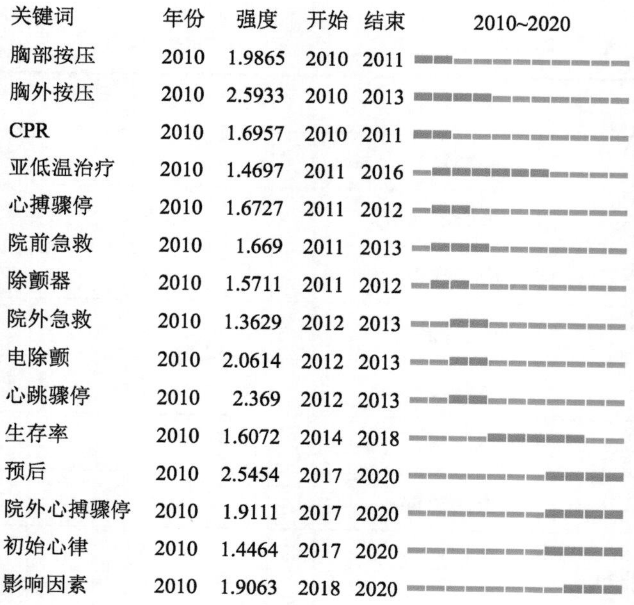

关键词	年份	强度	开始	结束	2010~2020
胸部按压	2010	1.9865	2010	2011	
胸外按压	2010	2.5933	2010	2013	
CPR	2010	1.6957	2010	2011	
亚低温治疗	2010	1.4697	2011	2016	
心搏骤停	2010	1.6727	2011	2012	
院前急救	2010	1.669	2011	2013	
除颤器	2010	1.5711	2011	2012	
院外急救	2010	1.3629	2012	2013	
电除颤	2010	2.0614	2012	2013	
心跳骤停	2010	2.369	2012	2013	
生存率	2010	1.6072	2014	2018	
预后	2010	2.5454	2017	2020	
院外心搏骤停	2010	1.9111	2017	2020	
初始心律	2010	1.4464	2017	2020	
影响因素	2010	1.9063	2018	2020	

图2-1　国内文献前15个最强突现关键词

关键词	年份	强度	开始	结束	2012~2020
Canada	2012	1.8602	2012	2014	
brain	2012	3.7456	2012	2014	
section 4	2012	2.8018	2012	2013	
comatose survivor	2012	5.8455	2012	2014	
utstein style	2012	3.7965	2012	2014	
neuron specific enolase	2012	1.9105	2012	2014	
heart arrest	2012	5.4392	2012	2013	
recommended guideline	2012	3.648	2012	2015	
wave form	2012	2.9375	2012	2013	
hypothermia	2012	2.3619	2012	2013	
acutemyocardial infarction	2012	1.6864	2012	2013	
arrhythmia	2012	1.2554	2012	2013	
marker	2012	1.2387	2012	2014	
extracorporeal life support	2012	3.2531	2012	2013	
surgery	2012	4.0656	2012	2015	
prehospital	2012	1.8793	2012	2013	
criti cally ill	2012	2.7872	2012	2013	
cardiopulmonary bypa	2012	4.7065	2012	2014	
mild hypothermia	2012	5.8322	2012	2016	
ischemia	2012	4.9128	2012	2013	

图 2-2 国外文献前 20 个最强突现关键词

1.1.6 关键词聚类的时间线统计

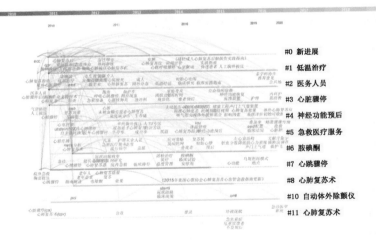

图 2-3 国内文献关键词聚类的时间线

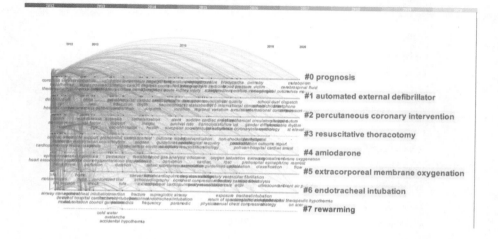

图 2-4　国外文献关键词聚类的时间线

1.2　结论

1.2.1　国内对院外心源性猝死或院外心搏骤停的研究应加强

通过国内外检索的文献数量、研究单位发文量统计、研究者发文量统计及可视化分析，可以看出国内对院外心源性猝死或院外心搏骤停的研究成果较少，国外的研究成果相对较多；且国外研究者较专注，个人发文量较多。

1.2.2　院外心源性猝死或院外心搏骤停的研究成果能够间接反映一个国家的经济社会发展水平

通过各国对院外心源性猝死或院外心搏骤停的研究知识图谱和发文量统计发现，发文量排名前十的国家依次为：美国、日本、韩国、丹麦、加拿大、澳大利亚、法国、瑞典、英国、德国，基本符合各国的经济社会发展水平。

1.2.3　国内外研究热点基本一致

通过国内外文献的关键词词频统计、突现词、关键词聚类时间线可以看出，国内外的研究基本都集中在"心肺复苏""生存率""心搏骤停""院外心搏骤停""AED"等热点上。

通过对国内外近十年的以"院外心源性猝死"或"院外心搏骤停"为主题的文献进行可视化分析，可以基本掌握国内外院外心源性猝死或院外心搏骤停的研究现状和热点，以及国内与国外的研究差距，启示我们应加强对院外心源性猝死或院外心搏骤停的关注和研究。

2　国内外公众心肺复苏普及相关研究

2.1　心肺复苏的起源

我国医圣张仲景（约公元 150～154 年—约公元 215～219 年）在其著作《金匮要略》中描述了心肺复苏救自缢的方法："徐徐抱解，不得截绳，上下安被卧之，一人以脚踏其两肩，手少挽其发，常弦弦勿纵之；一人以手按据胸上，数动之；一人摩捋臂胫，屈伸之。若已僵，但渐渐强屈之，并按其腹，如此一炊顷，气从口出，呼吸眼开而犹引按莫置，亦勿苦劳之。须臾，可少与桂枝汤及粥清含与之，令濡喉，渐渐能咽，乃稍止。若向令两人以管吹其两耳好。此法最善，无不活也"，是最早的采用人工呼吸方法救人的记载，为现代心肺复苏术的雏形。美国医生彼得·沙法（Peter Safar）（1924—2003 年）创造了开放气道、口对口吹气术、胸外按压等环节，奠定了现代心肺复苏术的基础，被世人尊称为"现代心肺复苏之父"。可见，心肺复苏术起源于中国，有悠久的历史，既是中医的急救技术，也是现代医学的急救技术。

2.2　心肺复苏标准的制定和操作

心肺复苏的标准化开始于 1966 年的由美国国家科学院与美国研究协会共同召开的全美复苏会议上。国际复苏联络委员会和 AHA 每 5 年都会根据临床与实验研究中新的科学证据对指南进行修订更新，以求各国专家对推荐方案达成新的共识，更好地指导心肺复苏的开展。我国研究者也以"共识""指南"的形式对心肺复苏进行指导。中国医学救援协会、中华护理学会于 2018 年发布了《现场心肺复苏和自动体外心脏除颤技术规范》标准。目前最新的心肺复苏操作步骤为：①识别判断：确保自身安全，快速识别患者是否发生心搏骤停：有无意识、自主呼吸及脉搏（10 秒内）；②呼叫、求救：表明身份，寻求现场人员帮助，立即拨打 120 急救电话并反馈结果、搜寻最近的 AED、协助施救等；③实施高质量的心肺复苏：胸外心脏按压位置在两乳头连线的中点，施救者肩关节、肘关节、腕关节伸直，双手平行重叠，垂直胸壁按压，按压频率为 100～120 次/分，按压幅度为 5～6 厘米；开放气道，口对口人工呼吸；"反复胸外心脏按压"与"人工呼吸"之比为 30∶2，交替进行；5 组心肺复苏后检查患者呼吸脉搏，时间不超过 10 秒，若未恢复，继续重复心肺复苏，尽量减少按压中断时间；④快速除颤：一旦确诊为心室颤动应立刻除颤，将胸部电极片置于右锁骨下方，心尖电极片置于与左乳头齐平的左胸下外侧部，一次电击无效继续进行 5 组心肺复苏，必要时再次除颤。

2.3 公众心肺复苏普及的内容

挪威的一项研究显示，如果将口对口人工呼吸从心肺复苏中剔除，会使"第一目击者"更容易给患者实施心肺复苏。余涛认为，公众心肺复苏普及的目的是让公众面对院外心搏骤停患者时，能够"想救、敢救、能救、懂防"。因此，心肺复苏普及的核心内容必须包括：心搏骤停的严重危害和第一时间心肺复苏的重要性；心肺复苏行为的法律免责与自我防护；现场心肺复苏的关键要点和技能；心搏骤停的个人和家庭预防等。董文等认为，人工呼吸、胸外心脏按压技术和胸外心室除颤术是公众心肺复苏普及的三大要素。

2.4 公众心肺复苏普及的对象

根据世界卫生组织（World Health Organization，WHO）和 AHA 的调查，以学校为单位对学生进行规范化的心肺复苏普及，是提高全民心肺复苏普及率的关键。日本、新西兰等国家都注重大学生的心肺复苏普及。张兰兰等研究发现，13 岁以上的群体即能有效实施胸外心脏按压。郑进等认为，第一步，应在最容易受伤害的行业和群体中，比如警察、消防队员、导游、救生员、保安等，开展现场急救知识和技能的培训；第二步，在全民范围内广泛深入地开展急救知识和技能的培训、推广及普及，使急救知识大众化、社会化、全民化；第三步，通过大中专院校开展急救与灾难救援医学选修课程或学历教育，提高公民反应和"第一反应人"的急救质量。

2.5 公众心肺复苏普及的方式

1961 年，Beck 和 Lois Horwitz 在美国 Cleveland 以让受训者观看有关心肺复苏抢救短片的方式成功培训了第一批公众施救者，这标志着公众心肺复苏普及的开端；Wik L 等提出滚雪球方式，即先对一部分人员进行培训，经考核成为第一梯队培训人员，由他们分别向另一部分人员培训，考核合格后成为第二梯队培训人员，再由他们向公众辐射性传授相关知识和技能；Peterson R 对网络培训的模式进行了研究；Rea T D、Mirza M 和 Atkinson P R 等对电话培训模式进行了探讨；AHA 推广的基础生命支持培训采用模版化的视频教学，导师根据课程设置的要求进行授课，不能任意增减课程、不能减少授课时间、不能随意发挥，从而保证了课程的一致性；美国一项"公众徒手心肺复苏意识运动"，使心肺复苏实施率从 28.2% 增加到 39.9%；新加坡国家复苏委员会在全国范围内建立起公民生命支持培训中心，用于培训公民的急救知识和技能，同时委员会还在全国各处放置心肺复苏培训亭，来访者可在亭内自带的程序指导下，进行心肺复苏的理论学习、技能实践，甚至可以进行自我测试，这样的措施使得心肺复苏术在新加坡民众中越来越普及。

我国自 1987 年中华医学会急诊医学分会成立之后，就开始努力推进心肺复苏的普及工作，以老师教学和在模拟人身上实际演练的传统方式为主。中华医学会急诊医学分会原主任委员李春盛教授提出"以点带面"的普及方法：先培训社区医护人员，再由他们做教师培训警察、公务员、学生等，使社会逐渐形成"我会救人，人也会救我"的氛围；曾姗姗等对大学生心肺复苏培训模式进行了梳理，总结了包括传统教师授课、传媒与网络、滚雪球、自助式录像观看、仿真人工模拟、重复及简化步骤等普及模式；赵红梅等对"医院—社区—家庭"联合建立公众心肺复苏培训体系进行了探讨；王立祥等倡议通过实施"全国心肺复苏普及进亿家健康工程"——"525 +（我爱我家）工程"（即 5 年内普及心肺复苏 2 亿人，每位培训者普及 5 户家庭），通过医务者传授亲友心肺复苏的方式，对全民心肺复苏相关知识技能推广和普及进行探索；冯霞等将微信平台与心肺复苏培训相结合发现，使用微信平台能明显提高民众学习心肺复苏的兴趣，同时心肺复苏的急救知识掌握程度与操作能力也明显较好；《2018 中国心肺复苏培训专家共识》建议，可以将心肺复苏的基本技术编成歌曲、舞蹈、广场舞、卡通、皮影戏等形式进行普及；深圳市宝安区对政府主导的公众急救培训模式进行了探索和实践，取得了较好的成效。

2.6 公众心肺复苏普及的效果评价

Kappus R. M. 等制作的简易问卷涵盖 8 个问题，用来评估心肺复苏培训后受训者进行心肺复苏的信心和知识掌握程度。钟敏等将 PDCA（Plan，计划；Do，执行；Check，检查；Act，处理）循环理论应用到心肺复苏技能教学的质量控制管理体系之中。谢美莲等研发出能够正确有效评价公众受训者心肺复苏知识与技能掌握情况的评价工具。

2.7 公众心肺复苏普及的影响因素

美国一项研究显示：农村、黑种人、西班牙裔和低收入人群比例较高的地区心肺复苏培训率较低，说明心肺复苏普及与地域、种族、经济、文化等因素息息相关。周燕玲等通过研究发现，学历、职业、规避风险的法律等因素影响公众心肺复苏技能。梁锦峰等认为培训导师队伍严重不足，缺乏固定的培训机构、统一的培训模式和完善的管理机制，导致我国公众心肺复苏普及率低。

3　国内外 AED 布局相关研究

欧洲复苏委员会（European Resuscitation Council，ERC）建议在每 2 年至少发生 1 次心搏骤停的地区进行 AED 布局，而 AHA 建议在每 5 年至少发生 1 次心搏骤停的地区进行 AED 布局，这一差异反映了目前对于合适的 AED 布局地点的不确定性，此外，很少有研究讨论在没有发生心搏骤停的社区中如何布局 AED。紧急情况下，一份准确、易于获取的 AED 地图可以帮助人们定位自己的位置，直接通过智能手机应用程序与配备地图的应急响应人员通信，但截至目前，世界上任何地区都没有公开可访问的、准确的、全面的 AED 地图。目前，我国公共场所 AED 投放存在布局数量不足、分布不均、群众使用意识不高等一系列问题。针对我国 "AED 投放的配置要求和操作流程缺乏统一标准，应用不够规范" 的现状，《中国 AED 布局与投放专家共识》提出具体的推荐意见，如按照每 10 万人配置 100 ~ 200 台 AED 的原则确定 AED 配备数量，按照第一目击者能够在 3 ~ 5 分钟之内获取 AED 并赶到患者身边为原则，建议政府在人口密集、流动量大的场所及高危人群家庭配置 AED 及相关应急设备等，指出在公共场所科学、合理、高效地布局 AED，让 AED 能像灭火器一样得到重视和广泛布局使用，将是我国公众急救意识普及教育和生命安全保障的一个里程碑。

4　公众心肺复苏普及和 AED 布局的支持性政策

①鼓励和保护救治：美国政府通过立法规定，所有公共场所安放 AED，将非医务人员操作使用 AED 纳入心肺复苏培训内容；美国绝大多数州制定了《好撒玛利亚人法》（Good Samaritan Laws）以保障施救者的合法权益；德国、法国、意大利、西班牙、加拿大和澳大利亚等国也有相关法律法规，既鼓励公民救护他人，又保护公民不因救人而卷入法律纠纷。②将心肺复苏培训纳入职业准入：美国法律明确要求警察、消防员等职业必须接受心肺复苏的培训；德国法律也规定，每位成年人必须参加 7 年的急救义务工作，否则将会追究刑事责任。③将心肺复苏培训纳入学历教育：心肺复苏培训是马来西亚大学公共卫生药学（public health pharmacy，PHP）课程的必修模块之一，心肺复苏培训占 PHP 课程总分数的 10%。

国内 "好人法" 和 AED 布局的相关政策：2010 年起，国家与地方陆续出台关于急救培训和 AED 布局的地方法律：如 2010 年，《海南省红十字会条例》将 AED 写入地方法规；2017 年 10 月 1 日，国家正式颁布实施的《中华人民共和国民法总则》第 184 条规定，"因自愿实施紧急救助行为造成受助人损害的，救助人不承担民事责任"；2020 年，两会受权发布的《中华人民共和国民法典》第 184 条再次强调，"因自愿实施紧急救助行为造成受助人损害的，救助人不承担民事责任"，以鼓励善意救助伤病的行为。同时，心肺复苏知识与技能已纳入到中国公民健康素养内容里，每年 9 月的第二个周六为"世界急救日"，每年 1 月 20 日为我国"国家急救日"。《健康中国行动（2019—2030 年）》指出，"鼓励、支持红十字会等社会组织和急救中心等医疗机构开展群众性应急救护培训，普及全民应急救护知识，使公众掌握基本必备的心肺复苏等应急自救互救知识与技能"，"到 2022 年和 2030 年取得急救培训证书的人员分别达到 1% 和 3%"，"完善公共场所急救设施设备配备标准，在学校、机关、企事业单位和机场、车站、港口客运站、大型商场、电影院等人员密集场所配备急救药品、器材和设施，配备自动体外除颤器"，"把学生健康知识、急救知识，特别是心肺复苏纳入考试内容，把健康知识、急救知识的掌握程度和体质健康测试情况作为学校学生评优评先、毕业考核和升学的重要指标"。《中华人民共和国基本医疗卫生与健康促进法》要求有关部门、组织应积极开展急救培训，普及急救知识。国家卫生健康委联合国家发展改革委、教育部、工业和信息化部、公安部、人力资源社会保障部、交通运输部、应急管理部和国家医保局，共 9 个部门发布的《关于印发进一步完善院前医疗急救服务指导意见的通知》第 14 条指出，"逐步建立统一的公众急救培训体系，提高自动体外除颤仪配置水平，完善公众急救支持性环境"。湖南省 2020 年 11 月 1 日正式实施《湖南省现场救护条例》，为国内首个为现场救护单独立法的省份。海南省将"高中阶段学校安装 AED"纳入省委、省政府 2020 年为民办实事事项。

✍ 5　国内外研究述评

以"院外心搏骤停""院外心源性猝死""公众心肺复苏普及""AED 布局"等为主题词，查阅国内外相关文献发现：第一，我国院外心搏骤停患者生存率极低，院外心源性猝死事件发生率高，给个人、家庭、单位、社会和国家造成重大的健康资产损失；第二，面对院外心搏骤停患者，我国公众普遍存在"不会救""不能救""不愿救"等问题，反映我国应对院外心源性猝死事件的措施不足、效果不明显，存在健康风险，迫切需要积极应对和化解；第三，我国研究机构和研究者对院外心源性猝死或院外心搏骤停关注度较国外低，研究缺乏整体性、系统性和全面性；第四，国际上为应对院外心源性猝死事件而出台的政策，开展的公众心肺复苏科学普及和 AED 规范化布局等策略多样，国内各地也开展了一定的研究、实践和探索，我们可以全面学习、加以整合；第五，我国公众心肺复苏普及大都由卫生专业人员倡议，由专业协会、科普分会、红十字会、急救医学中心等组织和单位在推动，存在参与主体单一、培训碎片化、培训师资不充沛、培训人员覆盖面窄、培训管理不科学、培训效果未突显、支持性环境不完善、机制不畅通、文化未营造等问题；第六，我国是社会主义国家，拥有较好的制度优势和治理优势，具有集中力量办大事的特点，以及见义勇为的价值观和助人为乐的文化传统，应该将院外心源性猝死事件的应对上升到政府健康治理的高度，进行整体谋划、系统重塑和全面提升；第七，院外心源性猝死事件的有效应对，不仅仅是卫生健康系统的工作，更深植于政治、经济、文化之中，探索构建适合中国国情的、科学的、可复制的、可推广的"院外心搏骤停社会化生命安全保障体系"，提高我国公众心肺复苏科学普及率和AED 规范化布局数量，践行社会主义核心价值观，畅通公众愿意实施心肺复苏的机制和营造良好的文化氛围，进而提高我国院外心搏骤停患者的生存率、降低院外心源性猝死事件的发生率，值得深入思考和系统研究。

第三章

健康治理理论与实践

科学的理论对实践具有积极的指导作用。当下，观察和处理健康及其决定因素的思维模式已经改变，有关卫生和非卫生部门、公共和私营部门以及公民在健康治理方面的共同利益的联合行动正成为研究热点。健康治理通过整体政府和全社会的方法，引导各相关主体将追求健康作为整体福祉的共同努力。

1　健康治理理论

健康（health）。中文中"健康"的"健"字，最早是指形体健壮、强盛；"康"字，主要指心态坦荡、宁静。所以，我国古代的健康观就包含了身心的健康，强调天人合一、阴阳平衡、形与神俱。所谓健康，就是人体形神的统一，人体的生命活动与社会环境、自然环境维持在一种动态的、相对平衡的状态中，即"阴平阳秘"。1948 年，WHO 在《世界卫生组织宪章》中指出，健康不仅仅是没有疾病和虚弱，而且是身体、心理、社会功能三方面的完美状态。1989 年，WHO 对健康的定义又做了补充，将"道德健康"加进人的生理、心理、社会功能三要素中，形成了人的生理、心理、道德和人与社会环境、人与自然环境相适应的整体观念。健康是人类发展的终极目标之一，是幸福生活的基础和组成部分。《阿拉木图宣言》指出，健康是人类的基本权利，政府有责任提供适宜的技术和方法来增进居民健康，获得更高质量的健康状况是全世界共同追求的目标。

健康管理（health management）。是以现代健康概念为核心，适应新的医学模式的转变，弘扬"治未病"传统思想，运用管理学的理论和方法，通过对个体或群体健康状况及影响健康的危险因素进行全面检测、评估和干预，实现以促进健康为目标的全人全程全方位的医学服务过程，用最优化的资源投入获取最大的健康效益。其中，健康体检是基础，健康评估是手段，健康干预是关键，健康促进是目的。

治理（governance）。来源于古典拉丁语和古希腊语的"掌舵"一词，含有控制、引导和操纵之意。治理是各种公共的或私人的个人和机构管理其共同事务的诸多方式的总和，是使相互冲突或不同利益得以调和并且采取联合行动的持续过程，既包括有权迫使人们服从的正式制度和规则，也包括各种人们同意或以为符合其利益的、非正式的制度安排。在公共管理领域采用"治理"这一概念时，强调的是政府分权并向社会授权，以实现多主体和多中心治理，实现国家、社会与市场多维力量对社会公共事务的共治状态。2019年3月，习近平总书记在巴黎举行的中法全球治理论坛闭幕式上首次提出破解"四大赤字"——治理赤字、信任赤字、和平赤字、发展赤字，并把"治理赤字"摆到了首要位置。

健康治理（health governance）。健康治理的概念最早出现于2000年，由Reinhardtue在世界健康报告《改善健康系统的表现》中首先提出。是指运用一系列政治、法律与制度手段，以正式和非正式相结合的网络化方式，分配健康治理参与者的权与责，体现公平、尽责、透明、开放、合作等基本价值准则，以达到改善健康、促进健康、维持健康的连续过程。健康治理是对"原因的原因"（cause of cause）进行治理，与之相适应，健康治理除需要各个政府层级以及跨部门间的合作外，亦需要充分知情的个体、家庭、社区、社会组织、私人机构、雇员、卫生服务供给者以及国际组织的参与，通过系统的治理一并解决健康"原因"层面的问题，这样的思路是从源头预防疾病，而且是动员全社会推进国民健康，是将健康问题置于社会治理的框架之中，根本有别于以医疗为重心的传统思路。健康治理是基于全民参与、上下联动的支持网络：向上是国家医疗卫生应急体制与政府联防联控机制，向下是落实到个体、家庭和社区的集体公共健康参与行动，达成公共健康协同治理的合作秩序；在微观上以个体健康管理和家庭网络为支撑基点，在中观上以社区健康服务和社群网络为靶向，在宏观上以政府健康行动和政策网络为抓手，从而推动健康共同体协同治理的全民行动。

健康治理与健康管理的区别与联系：一是行动主体的不同，健康管理的行动主体主要来自卫生相关行政部门、医疗服务提供组织和其他健康相关的专业系统、组织机构或个人；而健康治理的主体往往涉及更多的领域、系统、部门、社会组织、团体和个人；二是管理对象、内容和范畴虽相互重叠但各有侧重，健康管理往往更侧重于对不同个体、群体及其生活、学习和工作场所等微观环境及健康危险因素的管理；健康治理更偏重对社区、城市、国家、地区或全球更大范围内健康问题的管理，其治理内容更侧重于对导致公众健康问题的中观、宏观健康决定因素，特别对各类不利于人群健康的社会结构、环境和条件的干预和管理；三是管理手段不同，健康管理更多地运用卫生行政手段如法律、法规、行政命令，特别是通过卫生系统、医疗服务组织既有的管理和专业技术手段来实施管理；而健康治理更多地强调通过合作、协商、谈判、相互妥协等多种方式进行管理，重视一致的健康目标和愿景的构建，致力于通过对现有制度、组织、机制创新等众多手段来协调和处理多重利益关系，更好地应对多重健康挑战。

2016 年，我国发布的《"健康中国 2030"规划纲要》，战略主题是"共建共享，全民健康"，指出要"坚持政府主导与调动社会、个人的积极性相结合，推动人人参与、人人尽力、人人享有"，提出以"普及健康生活、优化健康服务、完善健康保障、建设健康环境、发展健康产业"五个方面为重点。党的十九大报告明确将医疗、人民健康与关乎民生的扶贫、就业、社会保障等问题放在一起，作为社会治理体系的组成部分，并指出"加强社会治理制度建设，完善党委领导、政府负责、社会协同、公众参与、法治保障的社会治理体制，提高社会治理社会化、法治化、智能化、专业化水平"。习近平新时代中国特色社会主义思想指出，"平安是老百姓解决温饱后的第一需求，是极其重要的民生，也是最基本的发展环境"，"打造共建共治共享的社会治理格局，共建的力量来自人民、共治的智慧出自人民、共享的成果为了人民"，"把党的领导和我国社会主义制度优势转化为国家治理效能"，"努力建设更高水平的平安中国"。

国际上健康治理理念变革历程为：强化基本卫生保健、健康促进、将健康融入所有政策。经济合作与发展组织（Organization for Economic Co-operation and Development, OECD）研究显示，卫生支出每增长 10%，仅延长 3 ~ 4 个月的人均期望寿命，但在保持当前卫生投入不变的情况下，将 OECD 各成员国的健康治理水平提升至成员国内表现最佳的健康治理水平之上，则每个成员国的人均期望寿命平均可延长 2 年。在同等投入的情况下，多元主体参与进行多要素协同治理取得的效果是单因素干预（即使其干预水平达到最佳水平）所取得效益的 2 倍。因此，健康治理能够产生健康效益，健康治理理论可以用来指导"院外心搏骤停社会化生命安全保障体系"的构建。

2　国内外健康治理的实践

国际上，关于健康治理跨部门合作方面的研究：通过调整酒精、烟草和饮料等税收政策影响人们的消费行为，干预人们的生活方式，进而促进居民健康状况的改善；芬兰在农业和商业领域，减少牛奶等高脂肪产品的农业补贴，将这些补贴转移到鼓励水果和蔬菜等农产品的种植与生产上。关于"整体政府"与"全社会"的研究：欧洲国家在其实践中，基于健康治理中的政府与社会关系，形成了政府与社会协同治理的模式；基于健康治理中的政府组织结构，形成了纵向治理与横向治理的模式。柬埔寨、爱尔兰、马来西亚等国家已经建立了国际化的卫生信息平台，不仅有助于全社会疾病防治、公共卫生与健康促进等信息的交流，也可以协调与统筹全社会的力量应对传染病与慢性非传染性疾病的双重挑战。关于公民参与及合作的研究：美国通过公民参与，制定年度预算；荷兰政府通过消费者调查等方式，确定政府财政的优先领域；瑞典通过议会的优先权委任制委托政府或大学的相关研究机构进行调查与研究，提供以循证研究为基础的决策依据。

国内，刘晓曦等依托云南省怒江州儿童健康综合干预项目，从健康治理的角度阐述公共部门、社会组织、公民和私人机构等不同主体在云南省怒江儿童健康治理中的作用，分析不同主体之间的相互关系，提出构建合作互动的儿童健康治理网络、发挥非政府部门在西部贫困少数民族地区儿童健康治理的作用、加强公民参与儿童健康治理的舆论宣传引导等建议。钱熠等对非政府组织在健康治理中的作用进行了研究，指出非政府组织在全球健康领域中的作用可以总结为倡导、实施、支持和社区动员四个方面。王建勋对杭州市健康治理实践进行了总结，指出杭州在坚持健康优先原则的基础上，形成了"党委领导、党政共管、部门共建、全民参与、考核激励"的健康城市建设模式。

WHO指出，决定健康的因素中，遗传因素占15%，医疗因素占8%，自然环境因素占7%，社会环境因素占10%，生活方式因素占60%，涉及多个主体。在健康治理理论的指导下，在社会治理框架中，通过整体政府和全社会的路径，多主体协同，推进公众健康。

3 治未病思想及应用

在我国传统文化和传统医药中，历来将医学和社会治理放在一样的高度，如"不为良相，则为良医"，"上医治国，中医治人，下医治病"等。其中，"治未病"为最高战略，蕴含着丰富的预防思想，并在治病救人和治国理政中得到充分应用。

"治"：《说文解字》说：治，水也；段玉裁注"盖由借治为理"，后泛指治理、管理。"未"，"木老于未"，字从木，从一，引申为"没有、不"。"病"，《说文解字》说：疾加也，即轻病为"疾"，重病为"病"。因此，中医"治未病"包括治理发病之前和治理发病之后，即通过及时调理人体的身体状态，防止疾病的发生与发展。中医"治未病"理论萌芽于殷商时期的《周易》，"水在火上，既济，君子以思患而预防之"；"未病"最早见于《素问·四气调神论》"是故圣人不治已病治未病，不治已乱治未乱，此之谓也。夫病已成而后药之，乱已成而后治之，譬犹渴而穿井，斗而铸锥，不亦晚乎"；《难经》拓展了"治未病"的概念："治未病者，见肝之病，则知肝当传之于脾，故先实其脾气，无令得受肝之邪，故曰治未病焉"；唐代孙思邈提出"上医医未病之病，中医医欲病之病，下医医已病之病"。

随着"治未病"理论的丰富和发展，中医"治未病"理论主要包含四个方面的内涵：一是"未病先防"，强调养生，达到"正气存内，邪不可干"的状态，预防疾病的发生；二是"欲病救萌"，防微杜渐，消除引发疾病的促发因素，及时调整机体状态，从而达到阴平阳秘、身心和谐的状态；三是"既病防变"，已经发生的疾病，应当积极探寻其病因、机理，掌握疾病发展变化的规律，防止其传变；四是"瘥后防复"，综合运用各种手段消除余邪，恢复机体脏腑功能和气血精神，使人体恢复健康状态，并防止疾病的复发。可以说，"治未病"思想是中医的最高战略。

在社会治理中，"治未病"思想不断得到丰富、应用与发展。其中，关于长江治理，习近平总书记强调：治好"长江病"，要科学运用中医整体观，追根溯源、诊断病因、找准病根、分类施策、系统治疗，做到"治未病"，让母亲河永葆生机活力，就很好地诠释了中医"治未病"思想。

"院外心搏骤停社会化生命安全保障体系"的构建，正是基于中医"治未病"理论的"未病先防""欲病救萌""既病防变"和"瘥后防复"思想。未病先防：个人养成合理膳食、适量运动、戒烟限酒、心理平衡等健康的行为和生活方式，减少心血管疾病发生的风险因素或减慢心血管疾病的进程，降低心搏骤停事件的发生率，做到主动健康；同时，围绕让"第一目击者""会救""能救""愿意救"，政府出台鼓励政策，开展公众心肺复苏科学普及和 AED 规范化布局，并做好价值观引领、畅通公众愿意实施心肺复苏的机制、营造良好的健康文化等系统性工作，提高公众实施急救的意愿，筑牢应对院外心搏骤停事件的生命安全屏障。欲病救萌：个人有头痛、胸痛、呼吸困难等症状，结合熬夜、不规律饮食、剧烈运动等风险因素，能够及时识别出发生心搏骤停的风险，及时就医，做到早发现、早诊断、早治疗。既病防变：当院外心搏骤停事件发生时（既病，一种状态），公众能够立即启动应急反应系统、实施高质量心肺复苏和 AED 快速除颤，避免院外心源性猝死（防变，生物性死亡）事件的发生。瘥后防复：微观方面，对于心搏骤停抢救成功的患者，个人要提高警觉、发现风险因素、做好个人防护，避免心搏骤停事件的再次发生；宏观方面，通过应用，"院外心搏骤停社会化生命安全保障体系"要不断改进和完善，持续提高院外心搏骤停患者的抢救成功率，降低院外心源性猝死事件的发生率。

第四章

院外心搏骤停社会化生命安全保障体系的内涵

紧紧围绕院外心搏骤停"生存链"前三个环节"启动应急反应系统""高质量心肺复苏""AED 快速除颤"以及社会急救和医疗系统院前急救的高效衔接，从微观到宏观、从核心要素到相关因素，进行全面、整体、系统地分析和梳理，以期综合施策，提高院外心搏骤停患者生存率，降低院外心源性猝死事件的发生率。

1 挖掘影响院外心搏骤停患者生存率的相关因素

1.1 院外心搏骤停生存公式

2003 年，国际复苏联络委员会提出了心搏骤停的生存公式，指出复苏科学、有效教育和地方实施，这三个因素相互作用，形成乘数，决定了心搏骤停患者从心肺复苏中恢复生存的概率（见图 4 – 1）。

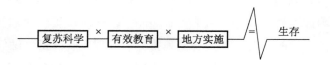

图 4 – 1　心搏骤停生存公式

1.2 影响院外心搏骤停患者生存率的系统因素

决定院外心搏骤停患者生存率的因素主要包括患者因素（年龄、性别、伴随疾病等）、事件因素（心搏骤停发生地点、是否有目击者等）和系统因素（"第一目击者"

能否在"第一现场""第一时间"内启动应急反应系统、实施高质量心肺复苏和 AED 快速除颤，急救专业人员能否快速反应等）三个方面（见图 4 - 2）。很明显，患者因素和事件因素尽管可以预测生存，但很难改变，系统因素是最重要的因素，也是最需要我们去完善的因素。

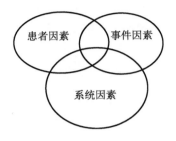

图 4 - 2　决定院外心搏骤停患者生存的因素

AHA 发布的院外心搏骤停"生存链"，我们不妨称其为"科学"，但"科学"的传播与实施过程复杂，需综合考虑"科学"本身、社会环境、组织机构、利益相关者等多方面因素。因此，要真正提高我国院外心搏骤停患者的生存率，除了"科学"指导外，还需要结合我国国情，即政治、经济、文化等方面的因素，采取有效的教育和实施方式，进行有组织地行动和有机协调的过程，而这些可以称为"艺术"，即需要"科学 + 艺术"，才能切实提高我国院外心搏骤停患者的生存率（见图 4 - 3）。

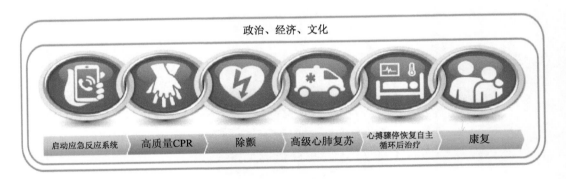

图 4 - 3　"科学 + 艺术"提高我国院外心搏骤停患者生存率

1.3　院外心搏骤停应对的生态系统

尤·布朗芬布伦纳（U. Bronfenbrenner）在 1979 年出版的《人类发展生态学》一书中提出了著名的人类发展生态学理论：个体的发展与周围的环境之间相互联系构成了

若干个系统，即微观系统、中介系统、外在系统及宏观系统。微观系统主要是指个体亲身接触和参加其中并产生体验的，与之有着直接而紧密联系的环境，如家庭、学校、同辈群体等；中介系统，指个体所处的两个或两个以上微观系统之间的相互关系，如学校和家庭，家庭与邻居等之间的相互联系；外在系统，指在个体成长的生态环境中，一些环境因素并不直接接触或参与，但可以对个体产生直接或间接影响的系统，如父母的工作单位、学校的领导机构、当地的教育主管部门等；宏观系统，是指个体成长所处的整个社会环境及其意识形态背景，如整个社会长期所形成的政治、经济、文化、社会形态以及社会结构等；微观系统、中介系统、外在系统均存在于宏观系统中。

公众的健康受到一系列因素的影响，这些因素既在个人控制范围之内，也在个人控制范围之外，这导致了一些研究模型的发展，这些模型试图确定健康的决定因素及其运作的途径。在国际和国家政策文件中经常使用的一种模型是 Dahlgren 和 Whitehead 的"政策彩虹"模型（见图4-4），它描述了对个人健康潜力的影响层次，包括固定的因素（如年龄、性别、基因等）和潜在可改变的因素（以一系列影响的层次表示，包括个人生活方式、社会和社区网络、一般的社会经济及文化和环境条件）。"政策彩虹"模型有助于提供一个框架来提出以下问题：各层次因素对健康的贡献大小、改变特定因素的可行性以及影响其他层次因素所需的互补行动。它帮助研究人员构建了一系列关于健康决定因素的假设，以探索这些决定因素对健康的相对影响以及各种决定因素之间的相互作用。

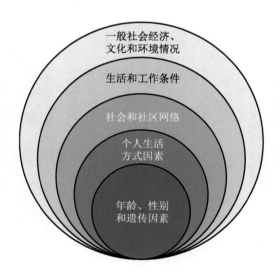

图4-4　"政策彩虹"模型

院外心源性猝死事件的有效应对和化解也不仅仅是卫生健康系统的任务，更深植于政治、经济、文化等方面，需要政府、市场、社会、社区、家庭和个人多主体参与，需要我们整体谋划、系统重塑和全面提升，即需要构建"院外心搏骤停社会化生命安全保障体系"来提供一个应对院外心源性猝死事件的系统分析框架、标准的行动指南和科学的评价依据，以此有效应对和化解院外心搏骤停高发生率带来的健康风险与挑战。

　　如何提高我国院外心搏骤停患者的生存率，进而降低院外心源性猝死事件的发生率？最直接的方式是让公众面对院外心搏骤停患者时，真正能够"会救""能救""愿意救"。公众"会救"，需要科学开展公众心肺复苏普及，涉及谁负责主导、培训师资、培训对象、培训方式、培训标准、培训管理等问题；公众"能救"，需要在社会上规范化布局 AED，涉及谁负责布局，如何布局、使用、管理和维护等 AED 全周期管理问题；公众"愿意救"，需要机制畅通、价值观引领、文化营造、法律保障等等。以上因素错综复杂、互相影响，是一个复杂的"生态"场景，是一个系统工程。而我国目前的研究缺乏整体性、系统性和全面性，表现在以下几个方面：一是责任主体不明，导致应对院外心源性猝死事件缺乏动力和可持续性；二是不能全面考虑应对院外心源性猝死的各相关因素及其作用途径，导致不能综合施策；三是不能科学开展公众心肺复苏普及和 AED 规范化布局，未能形成有利的社会环境，导致公众"不会救""不能救""不愿救"；四是不能对各地区应对院外心源性猝死事件进行差异性评价，相关政策工具空白等等。以上问题使我国不能有效应对院外心搏骤停，导致院外心源性猝死事件高发，对政府健康治理来说构成健康风险。这一现状启示我们需要一个系统的分析框架、标准的行动指南和科学的评价依据——构建"院外心搏骤停社会化生命安全保障体系"，涵盖院外心搏骤停事发前综合施策；事发中公众"会救""能救""愿意救"，"第一目击者"、AED 管理员、急救专业人员等群体联动；事发后舆论引导，系统评估和完善等机制。

✍💬2　院外心搏骤停社会化生命安全保障体系的主体界定

　　我们可以将"院外心搏骤停"作为一个灾害事件，Piers Blaikie 提出灾害的压力与释放模型"D = H + V"（灾害 = 致灾因子 + 脆弱性），指出致灾因子是灾害形成的必要条件，脆弱性是灾害形成的根源，在同等致灾强度下，灾情随脆弱性的增强而扩大，降低社会系统的脆弱性是降低风险及其影响的重要途径。

　　社会系统由适应性主体构成，适应性主体的演化互动及其与环境的相互作用，构成了社会发展的基本动因。从功能角度来讲，多主体共治通过各方主体作用的充分发挥，可以实现社会系统的功能互补和协同升级。从脆弱性指向的社会系统出发，分析构成社会系统的相关主体，包括政府、市场、社会、社区、家庭和个人等，以及分析在"院外心搏骤停社会化生命安全保障体系"中其各自发挥的作用及其特点，能够促进各主体作用的有效发挥，形成院外心搏骤停风险共治的格局，进而促进院外心搏骤停社会化生命安全保障体系总体能力的全面提升。

政府：院外心搏骤停事件应对的公共性，决定了政府在院外心搏骤停社会化生命安全保障体系中起主导作用；政府负责规划、组织、保障及协调等职能和边界，并为其他主体确定规则和边界；主导在全社会开展公众心肺复苏科学普及和 AED 规范化布局；监管公共资源，提供相关的公共产品和服务，负责在公共场所规范化布局 AED；提高体系效率，确保体系运行的有效性和可持续性。其功能具有统筹性、规则性和引导性的特点。

市场：市场作为社会生产和经济发展的单元，承担社会责任和发展推动作用，能够充分发挥其主观能动性，将科技进步的成果应用于"院外心搏骤停社会化生命安全保障体系"；负责提供质量合格、性价比高、使用方便的 AED 产品，负责 AED 产品的安装、管理和维护，并持续研发，从而提升院外心搏骤停应对的科学化、技术化水平。具有经济性、责任性和创新性的特点。

社会：社会作为公众与政府之间交流互动的纽带，进行社会安全需求的双向沟通；整合各类资源，提供心肺复苏培训师资、公众心肺复苏科学普及和 AED 规范化布局的相关标准，缩短急救反应时间等，并做好价值观引领、营造良好的文化氛围、提供科技支持等，以有效提升院外心搏骤停应对的质量和效果。具有联接性、专业性、公益性和自发性等特点。

社区：社区是社会有机体最基本的内容，是研究整个社会的起点，是城乡治理的最后一公里，是人民美好生活的落脚点；"上面千条线，下面一根针"，社区网格员和全科医生等发挥着牵针引线、承上启下的重要作用。社区需要组织家庭参加心肺复苏培训和复训，在社区规范化布局 AED，提高社区应对院外心搏骤停的能力。具有群众性、针对性和实效性的特点。

家庭：家庭是社会最基本的细胞，是最重要、最核心的社会组织和经济组织，还是人们的精神家园；家庭也是院外心搏骤停事件的高发地；家庭健康的可持续发展是社会稳定发展、国家稳定发展的基石；营造家庭健康文化，配置急救物资，做好急救预案等，能够提高家庭应对院外心搏骤停的能力。具有基础性的特点。

个人：个人是健康的第一责任人，是参与社会活动的最基本单元；一方面个人是直接承灾体，即一旦发生院外心搏骤停，个人是第一受害者，另一方面，个人是政府各项工作的对象和落实者，个人对院外心搏骤停的应对能力是"院外心搏骤停社会化生命安全保障体系"总体应对能力的重要组成部分；个人在接受公共健康服务的同时，还要提高健康风险的识别能力，减少心搏骤停发生的风险因素，同时还要主动参加心肺复苏培训与复训，提高自身心肺复苏知识、技能与实施心肺复苏的意愿。具有分散性和直接性的特点。

因此，探索构建符合国情的、可复制、可推广的"院外心搏骤停社会化生命安全保障体系"，从政府、市场、社会、社区、家庭和个人6个维度共同应对院外心搏骤停，通过各主体作用的有效发挥，促进"院外心搏骤停社会化生命安全保障体系"总体能力的全面提升，进而提高我国院外心搏骤停患者的生存率，降低院外心源性猝死事件的发生率（见图4-5）。

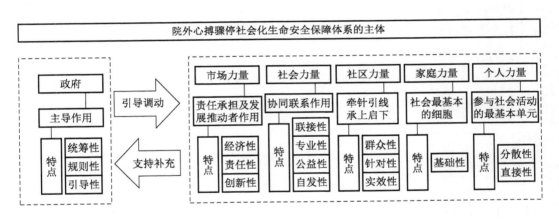

图4-5 院外心搏骤停社会化生命安全保障体系的主体、作用及其特点

✍3 院外心搏骤停社会化生命安全保障体系的构建逻辑

共生健康风险——随着工业化、城镇化、人口老龄化、生活方式和疾病谱的变化，我国院外心搏骤停发生率明显提高，但面对院外心搏骤停患者，我国公众普遍存在"不会救""不能救""不愿救"的现状，这一矛盾情况导致我国院外心搏骤停患者生存率低下、院外心源性猝死事件高发，给个人、家庭、单位、社会甚至国家造成了沉重的健康资产损失，给政府健康治理带来了风险，需要积极应对和化解。

共识健康需求——政府需要筑牢人民群众生命安全屏障，打造良好的营商环境，助力健康中国、平安中国建设；市场需要提高 AED 产值，促进健康经济的发展；社会需要营造懂得生命、尊重生命、敬畏生命的文化氛围，践行社会主义核心价值观，为整个社会的健康资产保值、增值；社区和家庭作为"健康细胞"，需要提高院外心搏骤停事件的应对能力；个人需要提高急救素养，能够正确自救和救人。以上需求构成一个"利益共同体"，这也是构建"院外心搏骤停社会化生命安全保障体系"的源动力。

共创健康治理——在整体政府和全社会的健康治理理论指导下，立足中国国情，政府、市场、社会、社区、家庭和个人6个主体充分发挥各自的作用，实现功能互补和协同升级，提高"院外心搏骤停社会化生命安全保障体系"的整体能力，有效化解院外心源性猝死事件带来的健康风险。

共享健康成果——一方面，普及健康文化，减少心血管疾病的风险因素，降低院外心搏骤停事件的发生率。另一方面，当院外心搏骤停事件发生时，有目击者真正"会救""能救""愿意救"，为急救专业人员争取宝贵的时间和机会，能够有效提高院外心搏骤停患者的生存率，降低院外心源性猝死事件的发生率。同时，媒体正面引导，进一步在全社会形成良好的健康文化。通过良性循环，为整个社会的健康资产保值、增值，促进社会的进步与发展。

"共生健康风险——共识健康需求——共创健康治理——共享健康成果"构成了"院外心搏骤停社会化生命安全保障体系"的运行逻辑。

✎ 4　院外心搏骤停社会化生命安全保障体系的构建要素

4.1　第一层次要素

院外心搏骤停事件发生时，需要"第一目击者"在第一现场，如果能够在"黄金时间"内"启动应急反应系统""实施高质量心肺复苏"和"AED快速除颤"，就很有可能挽救院外心搏骤停患者的生命，降低心源性猝死事件的发生率。

这是一个复杂的生态场景，涉及第一层次要素，也是现场最直接的要素：患者、目击者、AED（见图4-6）。当院外心搏骤停患者晕倒时，目击者在评估现场环境安全、做好自我保护的前提下，立即"启动应急反应系统"，包含表明身份、寻求团队协作、拨打120急救医疗电话并反馈结果、取送周边的AED等，并识别患者是否有意识、是否有呼吸、是否有脉搏，若无意识、无呼吸、无脉搏，则判断为心搏骤停，须立即施行心肺复苏术，AED到达后，须立即用AED快速除颤，AED除颤和心肺复苏术交替进行，一直持续到急救专业人员的到来。AED布局要求：数量足够、运行良好、"黄金时间"内可取送、24小时可及、方便群众寻找等。

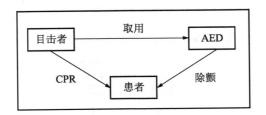

图 4 - 6 院外心搏骤停社会化生命安全保障体系第一层次要素

4.2 第二层次要素

4.2.1 目击者要"会救"

"会救"需要在社会上科学开展公众心肺复苏普及，并能够覆盖各行各业、各类人员，主要涉及政府主导推动、充足的培训师资、科学的普及方式和全面的培训对象等要素（见图 4 -7）。

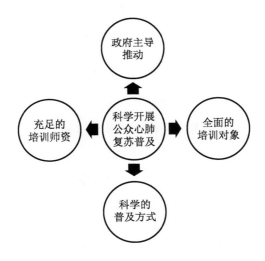

图 4 -7 院外心搏骤停社会化生命安全保障体系第二层次要素之"会救"

政府主导推动：政府要以人民健康为中心，密切联系人民群众，满足人民群众对健康的个性化、多样化、多层次化需求，将院外心源性猝死事件的应对置于政府健康发展规划中，提到健康中国、平安中国建设的治理高度，纳入营造良好的营商环境、化解安全风险、促进健康经济发展的规划。采纳专业人员建议，重视院外心源性猝死事件的应对：加强组织领导、完善政策体系和保障体系；成立工作委员会，横向跨部门合作，纵向沿着国家、省、市、县（区）、镇（街道）、村（居委会）层级逐级推进直到基层网格员，将应对院外心源性猝死事件纳入党委政府重点工作，党政主要领导研究部署工作，在政府绩效考评中占有一定的权重；对公众心肺复苏普及和 AED 相关产品出台优惠政策；将公众心肺复苏普及纳入教育体系、职业准入体系和岗位培训体系；将 AED 规范化布局纳入安全检查体系；将施救者行为纳入个人积分体系；增加经费投入，配备专职工作人员，加强公共场所 AED 规范化布局，日常进行监督检查等。

充足的培训师资：可由卫生专业技术人员、高校师生、中小学教师、志愿者等构成，普通公众参加师资培训课程并通过考核后可以充实到师资队伍中。急救专业团体要做好心肺复苏培训资质、培训标准、培训教材、培训宣传材料、各类培训平台、培训考核、师资证和救护员证认证等专业工作。培训师资要根据培训对象特点科学设计培训课程。充分吸收网格员、全科医生等骨干人员，将他们作为推动公众心肺复苏普及的"战斗堡垒"。成立心肺复苏智库，为政府建言献策。成立心肺复苏培训基地，促进心肺复苏普及专业化、标准化、科学化的开展。

全面的培训对象：最理想的情况是全民学会心肺复苏。策略是"先重点，后一般"，要根据公众年龄段、职业特点等，科学分层次培训。可以根据年龄段来培训：3～12 周岁，开展心肺复苏意识教育和植入式教育，让学生学会懂得生命、尊重生命、敬畏生命；13～60 周岁，是心肺复苏普及的重点人群，可以通过心肺复苏普及进校园、进机关、进企业、进社区、进乡村、进家庭等方式，通过心肺复苏普及进教育体系、职业准入体系、岗位培训体系、安全检查体系、乡村振兴战略等手段，争取心肺复苏培训能够覆盖各行各业、各类人员。还可以根据人群职业特点开展心肺复苏普及，先面向医务人员、警察、导游、消防员、司机、保安、体育中心工作人员等重点人群普及，然后再通过"倍增效益"以点带面，覆盖其他行业人员。

科学的普及方式：通常 2 名培训师携带 3 件教具和 1 台 AED 训练机，1 次可培训15 人，首先 1 名培训师集中讲解，1 名培训师进行示范；然后 5 人 1 组 1 件教具进行分组训练，2 名培训师进行指导；最后，对每名学员进行考核。传统的"滚雪球"模式要有中国特色，可发挥党员的先锋模范带头作用，可率先对网格员、全科医生进行培训，再通过他们带动周边百姓参加培训。

4.2.2　目击者要"能救"

需要配置足够数量的 AED。政府在公共场所要规范化布局合理数量的 AED，各组织机构在工作场所规范化布局合理数量的 AED，社区和家庭有条件下在各自场所规范化布局合理数量的 AED，并告知公众 AED 布局的位置和联系电话，方便公众寻找，即让目击者"能救"。主要涉及 AED 产品质量，AED 科学布局、使用、管理和维护等全周期管理事宜。可尝试构建 AED 全周期管理大平台。首先，企业要生产质量合格、操作方便、价格实惠的 AED 产品，加大研发投入，贯穿 AED 布局、使用、管理和维护全周期。

AED 布局数量：前期以"每 10 万人 100~200 台"的专家共识推荐标准布局 AED，并进一步提高 AED 布局密度，以确保"第一目击者""黄金时间"内能够取到 AED 并对患者实施 AED 快速除颤；政府加大财政投入，在公共场所布局 AED；生产企业适当捐赠 AED；其他组织机构、社区、家庭有条件的自行购买 AED。

AED 布局位置：根据区域人口数量、人群年龄段分布、重点场所、人群流动量等"热点"因素科学精准布局；要覆盖政府机关、学校、图书馆、文化馆、电影院、体育场所、旅游景点、商场、超市、交通枢纽（地铁站、高铁站、公交站、机场、码头等）等重点场所；确保 AED 不因关门、断电、上锁等因素导致不可用，要求 24 小时内均可及；可以在飞机、地铁、公交车、出租车和轮船上配置 AED，让 AED 在空中、陆地和海洋里"动起来"；可以在警车、交警摩托车和单位通勤车上配置 AED，让 AED "跑起来"；可以通过无人机等现代科学技术运输 AED，让 AED "飞起来"；可以在自动售卖机、银行 ATM 机旁安装 AED。AED 布局位置要有醒目标识，方便公众识别。AED 布局后，按照统一标准收集布局位置的经纬度和现场多角度实景图，并纳入政府大数据平台，生成 AED 布局地图，通过小程序或 APP 方式免费推送给公众，并加大宣传力度，方便公众查找与取送身边的 AED。

基于物联网、大数据、信息工程技术等，建立 AED 布局、使用、管理和维护的大平台，纳入公众、救护员、AED 管理员、急救医疗中心人员等人群（见图 4-8）：确保 AED 布局位置合理；AED 运行状态良好；平时可以利用该平台开展心肺复苏培训、复训和救护员资格认证；当有院外心搏骤停事件危险因素或院外心搏骤停事件发生时，患者或目击者可以"一键"启动呼救，周边最近的 AED 管理员立即取送 AED 到达现场协助施救，周边经过培训的志愿者迅速赶往现场进行团队协作式施救，急救医疗中心专业人员马上反应进行电话指导急救并快速调度赶往现场等，实现社会急救和院前急救的高效联动；AED 使用后，能够生成使用日志、保存音视频资料，为后期持续质量改进提供数据依据。AED 全周期管理大平台需要政府主导，统一技术标准，兼容不同厂家生产的不同型号 AED，兼容各类型数据；统一接口，能够和其他政府数据互通互用。AED 全周期管理大平台免费向公众开放。

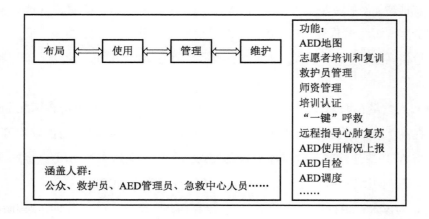

图 4-8　AED 全周期管理大平台——让公众"能救"

4.3　第三层次要素

面对院外心搏骤停患者，公众"愿意救"，涉及法律保障、机制畅通、价值观引领和文化营造等政治、经济、文化等宏观因素。

政策方面，通过国家法律、地方法规等为公众心肺复苏科学普及、AED 规范化布局和公众施救提供法律支持，比如《民法典》第 184 条紧急救助的责任豁免，《中华人民共和国基本医疗卫生与健康促进法》要求有关部门、组织应积极开展急救培训、普及急救知识，国家卫生健康委出台《公共场所自动体外除颤器配置指南（试行）》，《湖南省现场救护条例》为公众现场救护单独立法，《杭州市公共场所自动体外除颤器管理办法》为全国首个以地方立法形式规范公共场所 AED 配置和使用的法律。政府重视公众健康素养的提高，将公众心肺复苏科学普及和 AED 规范化布局纳入政府健康发展规划、列入"政府为民办实事"工程，通过个人信用积分、城市落户积分、享受优先出行等激励措施，畅通公众愿意学习心肺复苏、及时实施心肺复苏的机制。

经济方面，随着国民经济的增长、个人财富的增加，政府布局 AED 和各组织机构、社区、家庭及个人自行购买安装 AED 的意愿与能力均提高。而公众心肺复苏科学普及和 AED 规范化布局本身属于大健康产业范畴，为满足 14 亿中国人口心肺复苏科学培训的需求，心肺复苏培训、AED 产业等必将呈现井喷的态势，能够大力促进健康经济的发展。

文化方面，由国家层面（富强、民主、文明、和谐）、社会层面（自由、平等、公正、法治）和个人层面（爱国、敬业、诚信、友善）构成的社会主义核心价值观，有助于推动"院外心搏骤停社会化生命安全保障体系"的应用和推广，反过来，"院外心搏骤停社会化生命安全保障体系"的应用和推广，也践行了社会主义核心价值观。媒体全方位立体传播，对心搏骤停成功复苏典型案例进行宣传报道，营造"见义勇为、助人为乐"的社会风尚和"懂得生命、尊重生命、敬畏生命"的社会文化氛围，让学习心肺复苏知识与技能的百姓有一种怀有"独门绝技""行侠仗义"的荣誉感和自豪感。通过各行业"明星"、心搏骤停幸存者的现身说法，呼吁社会重视公众心肺复苏科学普及和 AED 规范化布局。让"面向公众普及心肺复苏知识与技能""提高公众实施心肺复苏意识"和"在全社会形成心肺复苏文化"环环相扣（见图 4 - 9），构成实现全社会心肺复苏文化的内涵，能够让一名普通的"目击者"转化为掌握心肺复苏知识与技能的"第一目击者"，最为关键的是转化为有实施心肺复苏意愿并对院外心搏骤停患者积极施救的"第一反应人"。

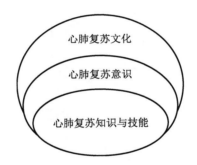

图 4 - 9　全社会心肺复苏文化的内涵

　　以上"院外心搏骤停社会化生命安全保障体系"三个层次的要素互相影响，第一层次要素和第二层次要素包含在第三层次要素中，通过让公众面对院外心搏骤停患者时真正"会救""能救""愿意救"，构成"院外心搏骤停社会化生命安全保障体系"的核心要素（见图 4 - 10）。

5　院外心搏骤停社会化生命安全保障体系的运行机制

　　以院外心搏骤停事件为中心，"院外心搏骤停社会化生命安全保障体系"的运行机制可以分为院外心搏骤停事发前机制、院外心搏骤停事发中机制、院外心搏骤停事发后机制以及贯穿其中的信息化支持机制（见图 4 - 11）。

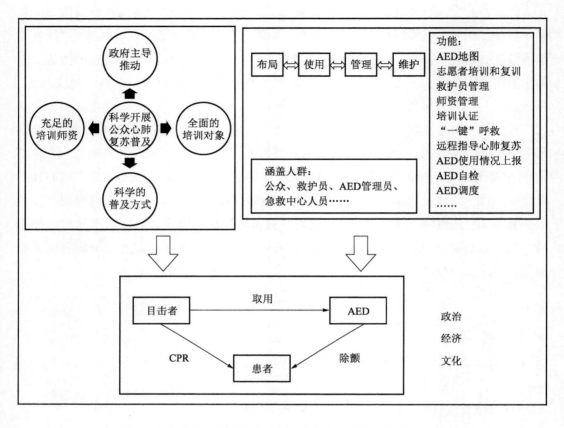

图 4-10 院外心搏骤停社会化生命安全保障体系的核心要素

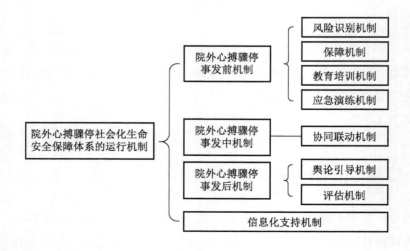

图 4-11 院外心搏骤停社会化生命安全保障体系的运行机制

5.1　院外心搏骤停事发前机制

院外心搏骤停风险识别机制：随着工业化、城镇化、人口老龄化、生活方式变化和疾病谱的变化，院外心搏骤停事件的发生率不断提高；公众心肺复苏知识与技能欠缺，区域 AED 布局不足，公众实施心肺复苏的意愿不够，导致我国公众普遍存在"不会救""不能救""不愿救"的现状，不能有效应对院外心搏骤停事件，致使院外心搏骤停患者生存率低下、院外心源性猝死事件的发生率提高，给个人、家庭、单位、社会和国家造成重大的健康资产损失，不能满足健康中国、平安中国建设的要求，不能营造良好的营商环境，对政府健康治理来说，"不能有效应对院外心源性猝死事件"构成一个"健康风险点"，需要政府能够及时识别、高度重视、积极应对和化解。

院外心搏骤停保障机制：政府重视院外心源性猝死事件的治理，出台支持性政策，加大人、财、物等资源的投入，平素广泛开展公众心肺复苏科学普及和 AED 规范化布局，注重价值观引领和文化营造，畅通公众积极实施心肺复苏的机制，筑牢应对院外心搏骤停事件的社会化生命安全屏障，提高院外心搏骤停患者的生存率。

教育培训机制：专业团体制定心肺复苏科学普及的培训标准、培训教材和培训宣传资料，开发培训平台，组织培训和复训、培训考核、培训认证和培训管理等工作；学校师生、公益组织志愿者及经过师资培训与考核的公众等，充实心肺复苏培训师资队伍。让公众心肺复苏科学化普及、常态化开展，能够覆盖各行各业、各类人员。

应急演练机制：学校、党政机关、企业、社区、交通枢纽等组织机构定期开展心肺复苏演练，内容涵盖启动应急反应系统、实施高质量心肺复苏、AED 快速除颤、与急救医疗机构专业人员联动等环节，可以以"时间线"为依据，检验各组织机构应对院外心搏骤停事件的程序和环节是否畅通，整个过程耗费的时间越短越好，心肺复苏的质量越高越好，并持续改进、不断提高。

5.2　院外心搏骤停事发中机制

协同联动机制：患者或目击者"一键"启动呼救、周边志愿者赶往现场协助施救、AED 管理员取送 AED 赶到现场施救、区域急救医疗中心响应并电话指导现场救护及快速调度赶往现场等，实现心搏骤停患者、"第一目击者"、周边志愿者、AED 管理员、急救专业人员联动的效果。

5.3　院外心搏骤停事发后机制

舆论引导机制：媒体围绕院外心搏骤停事件、积极施救的志愿者、成功复苏的患者及《民法典》第184条紧急救助的责任豁免等内容和角度，进行全面、立体地宣传报道，挖掘事件内涵和精髓，激发公众学习心肺复苏知识与技能的热情，以及积极实施心肺复苏的意愿。

评估机制：通过院外心搏骤停事件的处理，对"院外心搏骤停社会化生命安全保障体系"的核心要素和运行程序进行全面评估与改进，进一步完善和提高"院外心搏骤停社会化生命安全保障体系"的能力。

5.4 信息化支持机制

AED布局、使用、管理和维护的全周期管理，志愿者和救护师资的调度与管理，公众培训和复训的管理，个人积分的管理，院外心搏骤停数据库的管理，院外心搏骤停事件联动响应等，均需要信息化支持。

6 构建院外心搏骤停社会化生命安全保障体系的基本原则

6.1 整体性原则

将"院外心源性猝死"事件作为一个健康治理对象，不同主体作为一个整体，为"提高我国院外心搏骤停患者生存率、降低院外心源性猝死事件的发生率"这一共同目标进行合作和努力，最大限度调动各主体的认同感和参与的积极性。

利益整合：政府，需要推动健康中国、平安中国建设，打造良好的营商环境，积极应对和化解人民群众的健康风险，守护好人民群众的生命安全。市场，需要推广AED产品，提高企业产能和经济效益，促进健康经济发展。社会，需要弘扬社会主义核心价值观，传播正能量；其成员之医疗机构，需要为抢救院外心搏骤停患者赢得宝贵的时间和机会，提高患者出院生存率，彰显医疗救治水平；其成员之学校，需要履行人才培养、科学研究、文化传播和社会服务的职能，学生需要提高专业知识与技能，提高综合素养，丰富"第二课堂"活动；社会之各组织机构，需要促进人力资本保值、增值。社区、家庭，作为"健康细胞"，需要助力健康城市建设。个人，是自己健康的第一责任人，需要提高急救健康素养，同时，当面对院外心搏骤停患者时，能够及时施救等。以上政府、市场、社会、社区、家庭、个人等主体构成一个"利益共同体"，这是"院外心搏骤停社会化生命安全保障体系"正常运行的"源动力"。

整体政府：横向需要跨部门合作，涵盖政府办公室、卫生健康部门、文旅部门、商务部门、住建部门、财务部门、共青团、工会、妇联等部门，纵向到底——国家、省、市、区（县）、街道（镇）、居委会（村）等层级，进行层层动员，确保公众心肺复苏普及覆盖各行各业和各类人员。

全社会：围绕公众心肺复苏科学普及的核心要素，包括培训师资、培训对象、培训标准、培训方式、培训教具、培训考核和培训管理等，以及 AED 规范化布局的核心要素，包括谁布局、谁管理、谁使用、谁维护等，挖掘所有相关影响因素，进行归纳、分类与整合，共同构建"院外心搏骤停社会化生命安全保障体系"的指标。

疾病全周期整合：贯穿院外心搏骤停事件发生前、发生中和发生后。院外心搏骤停事件发生前，个人：合理膳食、适量运动、戒烟限酒、心理平衡等，减少心血管疾病的风险因素或减慢心血管疾病的发病进程，降低心搏骤停的发生率；同时，积极参加心肺复苏培训和复训，提高实施心肺复苏的知识、技能和意愿。家庭：营造浓厚的健康文化，彼此关心健康，配备急救药品，明白最佳就医路线。社区：发挥全科医生和网格员的骨干作用，积极组织家庭参加心肺复苏培训和复训，开展心肺复苏演练，在社区规范化布局 AED，提高社区应对院外心搏骤停能力。社会：医疗机构，深入社会开展健康科普，加大投入、加强院前急救人员和各类急救物资的配备、提高院前医疗急救反应速度；学校，将心肺复苏普及纳入课程体系，师生拥有应急救护师资证和救护员证，在校园内规范化布局 AED，开展心肺复苏演练等；专业团体，出台心肺复苏普及和 AED 布局标准，制定培训教材、宣传材料，建立各类培训平台，开展师资证和救护员证认证，以及心肺复苏培训评价和质量控制；各组织机构，将心肺复苏普及纳入员工培训体系，员工拥有师资证和救护员证，定期组织员工体检，在工作场所规范化布局 AED，开展心肺复苏演练等；公益组织，加大资金投入，深入社会开展公众心肺复苏普及；在社会践行社会主义核心价值观，营造懂得生命、尊重生命、敬畏生命的文化氛围。市场：生产和研发质量可靠、价格合理、使用方便的 AED。政府：在公共场所规范化布局 AED，出台支持性政策，畅通公众愿意实施心肺复苏的机制等等。院外心搏骤停事件发生中，"第一目击者"能够"一键"启动呼救并立即实施心肺复苏术，周边公众能够立即取送 AED 赶往现场协助施救，急救医疗中心能够马上响应开展电话指导下的心肺复苏和快速调度、赶往现场施救等等。院外心搏骤停事件发生后，媒体能够正面宣传报道，引导公众积极学习和实施心肺复苏，塑造见义勇为的典型；进一步改进和提高"院外心搏骤停社会化生命安全保障体系"的能力。

6.2　科学性原则

以中医"治未病"思想为指导，在健康治理理论的指导下，尝试挖掘"院外心搏骤停社会化生命安全保障体系"的相关主体：政府、市场、社会、社区、家庭和个人。

通过实施性研究方法，基于公共卫生均等化发展理念，选择城市地区和农村地区，对"院外心搏骤停社会化生命安全保障体系"进行应用。实践是检验真理的唯一标准，通过应用提出完善"院外心搏骤停社会化生命安全保障体系"的抓手与路径以及推广"院外心搏骤停社会化生命安全保障体系"的政策建议，所有步骤均遵循科学性原则。

6.3　重点突出性原则

在构思、应用和推广"院外心搏骤停社会化生命安全保障体系"的过程中，立足院外心搏骤停"生存链"前三环："启动应急反应系统"、"实施高质量心肺复苏"和"AED 快速除颤"；重点围绕公众面对院外心搏骤停患者时真正"会救""能救""愿意救"；主要通过公众心肺复苏科学普及、AED 规范化布局和挖掘相关因素三条主线展开。

7　院外心搏骤停社会化生命安全保障体系的定位与功能

"院外心搏骤停社会化生命安全保障体系"是指面对院外心搏骤停患者，由非急救专业人员及时实施的现场救护活动，相对于医疗救护的特殊性和技术性等专业属性而言，具有普及性和广泛性等社会属性。秉持"时间就是生命"的原则，践行"大急救""大健康"理念，倡导"人人参与，共建共享"，通过提高公众心肺复苏知识、技能与意愿，还"救"于民，尽可能地缩短急救"空窗期"，为专业医疗急救赢得宝贵的时间和机会，进而提高院外心搏骤停患者的生存率，降低院外心源性猝死事件的发生率。理念上，从"被动等待急救专业人员"向"主动实施现场救护"转变；策略上，从"以医疗卫生系统为主"向"社会整体联动"转变；定位上，从"以医疗急救为中心"向"以社会急救为中心"转变；措施上，从"抢救与救治，监护与专护"向"救助与救援，保护与护理"转变。

院外心搏骤停社会化生命安全保障体系的应用

实践是检验真理的唯一标准，通过实施性研究方法，基于公共卫生服务均等化发展的理念，在海南医学院全员应急救护工作的基础上，选择在海南省海口市龙华区（代表城市）、海南省琼中黎族苗族自治县（代表农村），对"院外心搏骤停社会化生命安全保障体系"进行应用，通过应用思考，明确和凝练该体系的完善路径和推广的政策建议。

区别于传统的医疗卫生机构、红十字会、急救医疗中心等单位主导推动的碎片化公众心肺复苏普及和 AED 零星布局，本研究将"政府"作为主导力量，发挥中国的制度优势和治理优势，通过政府跨部门合作成立工作小组，明确市场、社会、社区、家庭和个人等其他主体的职责和边界，形成规范化的"红头文件"，系统沿区（县）、街道（镇）、居委会（村）的层级逐级推进。统筹协调好区域内的经费、培训师资、培训对象、培训教具、培训场地和支持性政策等资源，整体、系统、全面地推进"院外心搏骤停社会化生命安全保障体系"在城市地区和农村地区的应用。

1　应用基础——海南医学院的探索与实践

海南医学院是海南自由贸易港内唯一一所省属公办普通高等医学院校，座落在素有"椰城"之称的热带滨海城市——海南省省会海口市。办学 70 余年来，形成了从专科生到本科生、硕士研究生、博士研究生，从全日制到成人教育、留学生教育、继续教育的全方位、多层次的人才培养体系。

立足于"厚德　严谨　博学　和谐"的校训和"自强不息　团结向上　奋发有为"的海医精神，以及"致力于岗位胜任力和领导力的培养，彰显个性发展"的人才培养理念，自 2010 年开始，海南医学院就在全校开展全员应急救护培训教育，已在校园内规范化布局 11 台 AED，购置 2000 余具心肺复苏模拟人和 20 余台 AED 训练机，开展系列品牌活动，将"第一课堂"与"第二课堂"相结合，在学生身上深深打下急救教育的"烙印"。并逐步走进社会，向学校周边辐射，已向社会输出 3 万余名合格的"第一目击者"，在校内外成功实施现场救护案例 8 例。此外，海南医学院培养了大量具有急诊思维的医学生，临床医学（急诊医学方向）模块班毕业生就业率在全校名列前茅，为全国急救医疗中心和各级医院急诊科输送了高质量的急诊医学人才，产生了良好的社会效应。相关探索路径如下。

1.1　跨部门合作

学校成立涵盖校办、人事处、教务处、学生工作处、团委、国资处、财务处等部门的工作小组（见图 5 - 1）。校办统筹全校资源，推进学校急救教育的深入开展；牵头与地方政府合作，服务社会。人事处将急救教育纳入职工入职培训和在职培训，提供急救教育师资并按标准学时进行教学工作量的认定。教务处开设临床医学（急诊医学方向）模块班，每年选拔自愿报名、英语基础好、综合能力强的 60 余名临床医学专业学生进行培养；在临床医学课程基础上，增加急诊医学、危重症医学、复苏医学、急性中毒治疗学、院前急救与灾难医学和创伤医学 6 门急诊专业方向课；急诊医学方向班的学生优先参加中华医学会急诊医学分会学术年会、亚太国际急诊论坛及国家紧急医学救援队（海南）应急演练等专业活动，毕业时在授予临床医学本科毕业证、医学学士学位证的同时，颁发急诊医学模块学习证明；组织编写教材《现场救护医学》，纳入本科生的通识教育课程，共 16 个学时（8 学时理论课，8 学时实践课），考核通过后授予 1 学分；提供 650 m² 实训场地等。学生工作处和团委将急救教育纳入学生入学教育课程，选拔培养学生培训师，组织开展急救教育相关"第二课堂"活动及社会实践学分认定。国资处购置急救教学用具。财务处落实专项经费等。多部门协同，推进学校急救教育的开展。

1.2　分层次开展

学校急救教育主要分为"第一目击者培训班"和"师资培训班"。"第一目击者培训班"培训内容为徒手心肺复苏术，AED 寻找与使用，止血、包扎、固定、搬运及海姆立克急救法等常见急救技能实践操作，不作理论授课，培训约 8 学时，考核合格发放"第一目击者培训合格证书"。"师资培训班"培训内容涵盖"第一目击者培训班"培训内容，还包括现场救护理念、常见急症与意外伤害应对、灾害事故应急等，理论授课和实践操作相结合，培训约 16 学时，考核合格发放"师资培训合格证书"。

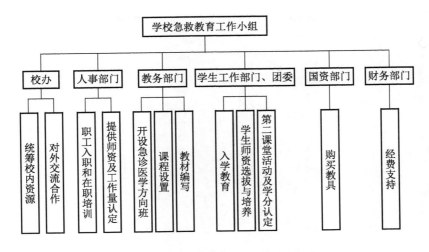

图 5-1　跨部门合作成立学校急救教育工作小组

1.3　打造校园急救文化

将急救教育纳入学校专业思政实践教学,成立心肺复苏培训基地。设计具有统一风格的 Logo、服装、培训证书、文创产品和宣传页等,打造成为校园一道靓丽的"风景线"。借助海南医学院红十字会和急救宣教队等学生团体,结合学校办学理念,开展"开学第一课——灾害意识教育""急救白金十分钟——全国自救互救活动日""1 月 20日——国家急救日"等品牌活动,结合时事热点事件,由学生自编、自导、自演短剧,对事件进行全景展示,对施救过程进行动作分解,提升视觉冲击力。在校园内规范化布局 AED 和急救担架等(见图 5-2),营造浓厚的急救文化氛围,加深师生对急救教育的理解和认识。

1.4　服务社会

在做好学校急救教育的基础上,履行高校服务社会的职能,走进政府机关、学校、企业、社区、乡村、家庭等,开展急救知识与技能普及活动。制定出台《中国 AED 布局与投放专家共识》《企业应对工作场所心搏骤停专家共识》《院前急救待援期公众应对措施专家共识》等专家共识,主编《现场救护医学》《关于进一步完善院前医疗急救服务的指导意见解读》《美国心脏病学会 2020 版心肺复苏与心血管急救指南解读》等专著,为不同群体应对院外心源性猝死事件提供专业指导,在全国起到了良好的示范作用。

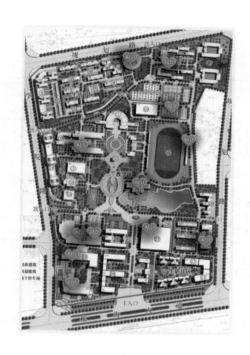

图5-2 海南医学院校园内布局 AED 的地点

1.5 典型案例分享

海南医学院校内：2020 年 11 月 1 日晚，海南医学院热带医学与检验医学院大一学生姚同学在第一教学楼上楼梯时突然晕倒，出现手足抽搐、口吐白沫及呼吸极度微弱等症状。热带医学与检验医学院辅导员杨老师接到电话后立即赶赴现场，在向周边学生了解情况后，根据自己所学知识立刻实施急救。他跪到患者小姚同学右侧，首先触诊他的颈动脉并予以呼喊，当发现他已无颈动脉搏动，意识不清晰，呼之不应后，立即对其进行心肺复苏，同时请求一旁的同学拨打 120 电话并向校医求助。在持续胸外按压大约一分钟后，姚同学的生命体征逐渐恢复。

海南省省内：2015 年 2 月 22 日，一位年近八旬的老人突然从公交车上摔到地面，头部血流不止，海南医学院一位即将毕业的大学生毫不犹豫上前帮忙，不但及时帮助老人止血，而且搀扶起老人赶到医院就诊，并为老人垫付了打车费和医疗费。3 月 1 日伤情痊愈的老人联系《海南日报》记者，希望能帮忙找到这位未留姓名的热心人，当面说声"谢谢"。通过多方调查，最终确定在街头救助老人的热心人为海南医学院学生张振平。

国内：2018年1月10日上午10时许，半年前才进入江西省景德镇市第二人民医院放射科工作的海南医学院2017届医学影像技术专业毕业生江蕙仪，在景德镇市某小区里，冒着严寒、双膝跪地为突然晕倒的一名老妪实施院前急救，成功地在救护车抵达之前帮老人恢复了自主呼吸。她救人的视频很快在网上传开，人们纷纷称赞：江蕙仪的背影是这个寒冬下，景德镇的"最美背影"。

1.6 海南医学院急救教育经验凝练

海南医学院12年急救教育经验可以概括为：充分发挥我国的制度优势和治理优势，在省级层面上由一所专业医学院校领衔，教育部门、卫生健康部门、相关企事业单位、公益组织等跨部门合作、多主体联动，形成急救教育、人才培养、全民实践、社会保障的全民急救教育路径与策略，构建人人参与、人人尽力、人人享有的"大急救"格局。

2 院外心搏骤停社会化生命安全保障体系应用地区概况

2.1 海南省海口市龙华区基本情况

海南省省会城市海口市共有龙华区、美兰区、秀英区和琼山区四个行政区，其中龙华区下辖"五镇六街"，包括城西镇、龙桥镇、龙泉镇、新坡镇、遵谭镇、海垦街道、金宇街道、大同街道、滨海街道、中山街道和金贸街道，常住人口约50万人，辖区内有大学、中学、小学、幼儿园等不同类别的学校，有政府机关、酒店、写字楼、动车站、汽车站、大型景区、购物中心等重点场所，是一个要素完整、功能齐全、具有代表性的"城市模型"。海口市政府之前已在龙华区布局100台AED，海口市120急救医疗中心、海南省红十字会、海南医学院等单位在龙华区碎片化开展过公众心肺复苏培训工作，居民拥有良好的健康素养。辖区内海南医学院是全国首家开展全员应急救护培训的高校，是教育部首批201所全国急救教育试点学校并担任省级协作组组长单位，该校拥有3家直属附属医院（三级甲等）、红十字会、急诊创伤学院等临床、教学、科研平台，有充足的心肺复苏培训师资和培训教具，已将《现场救护医学》纳入本科生通识课程，开展"灾害意识教育""海（陆）应急演练"等品牌急救教育专项活动。龙华区具备开展"院外心搏骤停社会化生命安全保障体系"应用工作的各项条件。

2.2 海南省琼中黎族苗族自治县基本情况

海南省琼中黎族苗族自治县位于海南省中部，离省会海口市约2小时车程，下辖

10 个乡镇，包括中平镇、红毛镇、什运乡、黎母山镇、湾岭镇、营根镇、上安乡、吊罗山乡、和平镇和长征镇，100 个行政村，常住人口约 18 万人，辖区内有中学、小学、幼儿园等各类学校，有政府机关、景区、超市等重点公共场所。全县共有 AED 0 台（体系应用前），零星开展过心肺复苏培训，民风较淳朴，村民甚至不敢在心肺复苏模拟人身上操作，是个典型的"农村模型"。

3　应用院外心搏骤停社会化生命安全保障体系的情况

3.1　培训对象

院外心搏骤停具有发生地点不确定性的特点，理想的培训目标是心肺复苏知识与技能普及能够覆盖各行各业、各类人员，人人都能成为合格的"第一目击者"。但科学研究显示，13 岁以上人群才具备实施心肺复苏的能力，而年纪大的人群接受能力和实操能力受限。因此，"两个模型"将心肺复苏培训对象限定为辖区内年龄在 15~60 岁的人群。

3.2　培训师资

为满足大规模公众心肺复苏培训的需求，高质量、充足的培训师资队伍是一个重要条件。团队发挥医学院校的师资优势，在海南医学院全员应急救护培训的基础上，利用海南医学院红十字会、急诊创伤学院、直属附属医院等平台，遴选出思想觉悟高、语言表达能力强、心肺复苏知识与技能扎实及富有爱心的 100 名师生入选心肺复苏培训师资库，并经过心肺复苏培训导师按照 AHA 的基础生命支持课程要求统一培训，要求培训流程、培训讲稿、培训教案、培训幻灯片、培训内容、培训考核等均统一。通过考核后发放"基础生命支持培训师资证"，打造一支同质化教学的师资队伍。

3.3　培训组织者

公众心肺复苏普及需要多个部门协作，不仅仅是红十字会和医疗卫生机构的职责。团队分别与龙华区政府、琼中黎族苗族自治县政府合作，签署战略合作协议，成立工作小组，明确工作分工，并印发"红头文件"进行规范，包括海南医学院负责培训师资、培训教具、培训课程设计、培训宣传手册、培训考核、培训管理、培训证书制作与发放等专业工作，为两地按培训对象 1% 的比例开展心肺复苏师资班培训；地方政府负责组织动员工作，成立涵盖政府办、卫健委、教育局、商务局、文旅局、住建局、财政局、工会、妇联、共青团等相关职能部门的领导小组，制订培训计划，横向跨部门合作，纵向按政府治理架构沿区（县）、街道（镇）、居委会（村）、网格员的层级逐级推进，职责包括通过财政投入，按照"每10万人100台"的标准在公共场所布局AED，提供AED管理员名单及联系方式，落实好各组织机构联络员，组织动员辖区内居民或单位职工参加心肺复苏培训，负责落实培训时间和场地，按照"每名师资再培训100人"的要求考核自己的师资团队等。

3.4　培训要求

按照"心肺复苏培训师资"的要求，将培训内容聚焦到"呼救""心脏按压""开放气道""口对口呼吸""AED快速除颤"和"《民法典》第184条紧急救助的责任豁免"等方面，培训时长4小时，先集中上1小时理论课，再按照"2名心肺复苏培训师携带3个模拟人和1台AED训练机1次培训15人"的标准开展3小时实践操作练习，考核通过后发放培训证书。

3.5　媒体宣传报道

每次心肺复苏培训现场都统一悬挂"公众心肺复苏科学普及和AED规范化布局××专场"标识的横幅和海报，凸显活动主题。心肺复苏培训过程和AED布局的每个阶段，均通过学习强国、凤凰网、《海南日报》、新海南、《南国都市报》等主流媒体进行线上、线下宣传报道，内容涵盖心肺复苏培训活动、心肺复苏知识与技能、如何通过AED地图获取AED、典型心肺复苏案例和《民法典》第184条紧急救助的责任豁免等，通过文字和视频方式，线上和线下相结合，让公众知晓心肺复苏培训活动，了解和学习心肺复苏，知道如何寻找周边的AED，积极参与到活动中来，在全社会营造"人人学习心肺复苏，人人会心肺复苏"的氛围。

3.6　文化创意产品

研究团队为培训师资队伍制作专门的服装、手提袋、队旗等，提高培训师资的荣誉感、责任感和使命感，将培训师资打造成为一道职业化、标准化、专业化的靓丽风景线；将心肺复苏知识与技能设计成精美的、携带方便的海报、宣传单页和扇子等物品，免费对群众发放，确保将心肺复苏知识与技能带入到每个家庭。所有文化创意产品都统一风格，附有心肺复苏学习平台的二维码和联系方式等。

3.7　应用步骤

首先，利用各级地方政府党委理论学习中心组学习的契机，由高校资深专家为地方党政领导授课，向他们详细介绍公众心肺复苏科学普及和 AED 规范化布局的背景、内容、目标和意义，提高他们的思想认识，加强对该项工作的重视，推动高校和地方政府签署合作协议，联合成立工作领导小组，确定工作职责和具体联络人，形成"红头文件"。然后，高校负责人与地方政府联络人和各组织机构联络人反复沟通工作细节，确定具体的培训计划、培训时间、培训地点、培训对象和培训证书发放等培训细节，落实 AED 安装地点、管理员及联系方式等，督促、推进公众心肺复苏科学普及和 AED 规范化布局工作的深入开展。

3.8 科学研究

以公众心肺复苏科学普及和 AED 规范化布局为圆心，在开展"院外心搏骤停社会化生命安全保障体系"应用研究的同时，发现问题、分析问题、解决问题，申报校级、省级各类科研和教改课题项目，积极进行科学成果转化。衍生的科技成果有：设计虚拟现实教学课程满足公众随时随地学习心肺复苏知识与技能的需求；设计 AED 布局方案，满足精准、科学布局大量 AED 的需求；开发微信小程序发布 AED 地图，让老百姓方便寻找周边的 AED 等。

4 应用院外心搏骤停社会化生命安全保障体系的成效

4.1 系统提高应用地区公众心肺复苏普及率

通过应用"院外心搏骤停社会化生命安全保障体系"，将公众心肺复苏普及系统覆盖到区（县）、街道（镇）、居委会（村）层级，实现两地公众心肺复苏普及全覆盖。已完成龙华区 2000 余人培训，其中，1770 人顺利通过考核，拿到"基础生命支持培训合格证书"；完成琼中黎族苗族自治县 1100 余人培训，其中，563 人顺利通过考核，拿到"基础生命支持培训合格证书"。项目最核心的是，为两地培养了自己的心肺复苏培训师资团队——"授之以渔"，充实了两地心肺复苏培训师资队伍，作为两地公众心肺复苏培训的基础力量，为两地可持续性开展公众心肺复苏科学培训打下了坚实的基础，从而让老百姓"会救"。

4.2 提高应用地区 AED 规范化布局数量

在两地政府的推动下，龙华区再布局 AED 400 台，琼中黎族苗族自治县布局 AED 160 台（教育系统还要再布局 20 台），从而达到"每 10 万人 100 台"的布局密度，处于国内领先水平。与海口市 120 急救医疗中心合作，将布局后的 AED 纳入区域急救医疗调度系统。通过采集 AED 安装地点的经度和纬度、实景图等信息，生成 AED 地图，以微信小程序的方式免费向公众发布，让公众能够方便、快捷找到 AED，从而让老百姓"能救"。

4.3 营造良好的文化氛围

在开展公众心肺复苏科学普及和 AED 规范化布局的同时，宣传《民法典》第 184 条紧急救助行为的责任豁免、自己是健康第一责任人、主动健康的理念，并通过传统媒体和新媒体宣传，让公众在学习心肺复苏知识与技能的同时，明白及时施救行为的责任豁免以及抢救生命的重要意义，营造"懂得生命、尊重生命、敬畏生命"和"人人学急救、急救为人人"的文化氛围，从而提高公众实施心肺复苏的意愿，让老百姓"愿意救"。

4.4 畅通联络渠道

通过应用"院外心搏骤停社会化生命安全保障体系"，应用团队的联络员与各级政府及单位联络员之间建立了亲密的战友关系，达成共识、相互了解、互相信任，为后期心肺复苏复训和其他健康管理项目的开展打下了良好的组织基础和联络渠道。

4.5 溢出效益

应用地区公众心肺复苏科学普及和 AED 规范化布局工作在省内外产生巨大的社会效益，海南医学院被纳入教育部"首批全国急救教育试点学校"（全国仅 201 所）和"首批学校急救教育省域培训基地"（全国仅 40 个），并为省级协作组组长单位，推动全省学校急救教育的开展。本书作者王鹏，被推荐为"首批学校急救教育专家"（全国仅 56 位）。

4.6 应用院外心搏骤停社会化生命安全保障体系的思考

4.6.1 国家发展是基础

在应用"院外心搏骤停社会化生命安全保障体系"之时，正值国家开展脱贫攻坚和乡村振兴战略工作之际，党组织选派了大量的优秀共产党员担任驻村党支部书记和乡村振兴工作队队长，他们接受能力强，学习新知识快，工作有激情，为体系应用工作提供了强有力的人力资源保障。同时，随着国家经济发展、学习型社会的构建、美丽乡村建设和健康城市建设，人民群众的物质生活和精神生活都在不断丰富，拥有一定的经济基础和学习热情。同时，基层环境和基础设施建设都日益完善，可以满足心肺复苏培训理论授课和实践操作对场地及设备的需求，这些都为体系的应用创造了良好的基础条件。

4.6.2　提高思想认识是前提

在中国开展公众心肺复苏科学普及工作，要充分发挥中国的制度优势和治理优势，区域"一盘棋"，集中力量办大事。在中国共产党的坚强领导下，立足于民、惠及于民，充分发挥各利益主体合力，创新、完善健康治理方式，以人民群众健康为中心，各级政府充分认识到该项工作的重要性，不仅可以直接提高公众的健康素养，还可以守护好人民群众的生命安全红线，践行"人人参与　共建共享"的治理模式，更能够打造良好的营商环境，助力健康中国、平安中国建设，促进健康经济的发展，让老百姓的参与感、获得感、幸福感和安全感增强。各参与主体不会认为该项工作是额外的"负担"，而是为民造福，是为社会健康资产保值、增值的民生工程，从而加大工作力度，参与到各项工作中，共建共享，系统推进"院外心搏骤停社会化生命安全保障体系"的应用工作。

4.6.3　完善组织架构是保障

各级政府在成立工作领导小组的基础上，逐级落实各组织机构联络员，统筹辖区内各方面资源，落实好 AED 安装地点和管理员，以及心肺复苏培训时间、培训对象和培训场地等。专业团队在制定整体培训方案的同时，还要细化到组织协调组、培训组、宣传组及后勤保障组等，选拔责任心强的人员担任组长，责任到人。各工作组要有韧性，遇到问题，解决问题，政府、各组织机构和专业团队之间反复沟通协调，监督、推进公众心肺复苏科学普及工作和 AED 规范化布局工作的深入开展。

4.6.4　普及策略是关键

可以采用先重点人群后一般人群的策略。传统的"滚雪球"模式要有中国特色，先对单位领导、基层"两委"（村党支部委员会、村民委员会）干部、全科医生、村医、网格员等骨干进行培训，将他们打造成集"救护员、宣传员、联络员、培训师资"四种角色于一身的基层心肺复苏培训"堡垒"，再通过他们带动周边群众参与心肺复苏培训。

4.6.5　科学技术是支持

在解决 AED 有没有的问题后，人为的主观判断不能解决 AED 精准、科学布局的要求。应用团队与自然资源部海南基础地理信息中心合作，依托其地理信息的准确性、标准性和权威性，在海南省"多规合一"平台工作基础上，借助地理信息大数据平台，先将应用地区原有 AED 布局点位上图，再基于地理"格网法"，叠加区域人口数据、党政机关、学校及建筑物等"热点"要素，满足"黄金时间内可取送""24 小时可及"

的空间、时间布局原则，投放新增的 AED，实现 AED 的精准、科学布局。为今后 AED 的使用、管理和维护的全周期管理平台建设打下坚实基础，期望实现平时可以对志愿者进行培训和复训，院外心搏骤停事件发生时，实现"第一目击者"启动呼救、周边志愿者响应、AED 管理员取送 AED 和急救医疗中心反应的联动效果。

4.7　应用总结

通过应用"院外心搏骤停社会化生命安全保障体系"，可以提前实现《健康中国行动（2019—2030 年）》心脑血管疾病防治行动提出的目标"到 2022 年和 2030 年，取得培训证书的人员比例分别提高到 1% 及以上和 3% 及以上"，同时，规范化布局 AED。验证了该体系具有"系统的分析框架"和"标准的行动指南"等功能，并可为完善及推广"院外心搏骤停社会化生命安全保障体系"提供实证依据和数据支撑。

第六章

院外心搏骤停社会化生命安全保障体系的完善

优秀的体系可以将对它的期望和不懈追求卓越的愿景灌输到它的体系中，并不断自省，如何完善体系。持续的质量改进是知道在哪里改进和如何改进的动力。没有什么是比挽救一个人的生命更令人欣慰的了。"院外心搏骤停社会化生命安全保障体系"的完善，不需要高深的知识，因为其构成要素是已知的，需要做的是持续的质量改善，评估、改善、再评估、再改善。只有通过评估，才能发现需要改善的地方；一旦改善了体系，就需要再次进行评估，以评估体系是否完善。在应用"院外心搏骤停社会化生命安全保障体系"的基础上，对体系的执行进行总结和反思，提出评估"院外心搏骤停社会化生命安全保障体系"的内容，以及完善该体系的抓手和具体路径。

1 评估院外心搏骤停社会化生命安全保障体系的内容

首先，评估院外心搏骤停事件的结局，院外心搏骤停患者是死亡还是生存。其次，评估院外心搏骤停事件场景各要素，心搏骤停患者是否启动"一键"呼救；"第一目击者"响应时间，"第一目击者"心肺复苏质量（按压位置、频率、深度、按压与呼气比例等）；旁观者取送 AED 时间，AED 除颤的质量；急救医疗中心专业人员是否电话指导心肺复苏及急救反应时间等。院外心搏骤停事件场景，遵循时间就是生命的原则，耗时越短越好，心肺复苏和 AED 除颤的质量越高越好，而这些通过持续的心肺复苏培训与复训及反复的演练都是可以提高的。

2 完善院外心搏骤停社会化生命安全保障体系的抓手

科学依据是院外心搏骤停"生存链"的前三环，包括"启动应急反应系统""高质量心肺复苏"和"AED快速除颤"，三者很难保持联系，需要将它们嵌入一个强有力的治理框架、持续的质量改进和卓越的文化氛围中。可以通过"AED全周期管理大平台"这条主线将院外心搏骤停"生存链"前三环串联起来（见图6-1）：AED规范化布局，生成AED地图，使公众能够方便快捷搜寻及取到周边的AED，实现"能救"；在布局AED的同时，对AED管理员及布局地点周边的群众进行培训，让公众"会救"；平时，通过AED全周期管理大平台进行法律知识宣讲、心肺复苏救护员和师资的培训与认证及典型事件的宣传报道等，提高公众实施心肺复苏的意愿，让公众"愿意救"；院外心搏骤停事件发生时，实现"患者、周边志愿者、AED管理员、急救医疗中心专业人员"的联动；院外心搏骤停事件发生后，对案例进行宣传报道和正面引导等。

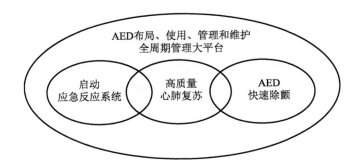

图6-1 通过"AED全周期管理大平台"串联"启动应急反应系统"
"高质量心肺复苏"和"AED快速除颤"

3 完善院外心搏骤停社会化生命安全保障体系的路径

院外心搏骤停"生存链"的前三环可以简化为一个词，责任。通过领导力、持续质量改进、培训和追求卓越来实现的责任感，维系着院外心搏骤停生存链，并确保其达到所需要的强度。完善"院外心搏骤停社会化生命安全保障体系"，可以在宏观层面（建立区域院外心搏骤停数据库，提高院外心搏骤停患者存活率），也可以在微观层面

（目击者开始心肺复苏的时间、实施心肺复苏和 AED 快速除颤的质量）。

3.1　建立区域院外心搏骤停数据库

区域院外心搏骤停数据库是持续质量改进的第一步，数据库纳入区域院外心搏骤停案例，详细记录关键变量信息，包括患者基本信息（姓名、性别、年龄、疾病史、家族史等）、目击心搏骤停时间、开始心肺复苏时间、电击时心律、是否有旁观者心肺复苏、是否有电话指导下的心肺复苏、首次获得正常心律时间、结果（现场死亡、住院死亡、存活出院）等。

区域院外心搏骤停数据库必须被视为一项核心功能，不应受到当地资金削减或取消的威胁，必须有政府和专业人员的支持。区域院外心搏骤停数据库可以县（区）级为单位构建，小型社区可联合构建。区域院外心搏骤停数据库面向全国开放，参与者需要缴纳年费。

3.2　通过教育、培训和演练持续提高心肺复苏质量

从心搏骤停到心肺复苏开始的时间间隔，能够预测患者能否存活，当然目击者实施心肺复苏的质量同样重要，心肺复苏术质量越高，患者结局也越好。在学校、社区、工作场所和其他重点场所强制实施心肺复苏和 AED 培训，提高公众实施心肺复苏的质量，通过心肺复苏演练提高团队协作效果。在实施心肺复苏时，一人负责心脏按压，一人负责人工呼吸，一人负责 AED 快速除颤，一人负责对接急救医疗中心专业技术人员等等，每个人都清楚知道该做什么，且用最少的时间和精力去做。

3.3　工作问责制

一个绩效透明的系统通过分享重要信息来改善和尊重其服务的公众，这是一种负责任的方式。政府每年向公众发布改善院外心源性猝死事件的工作年度报告，如果结果是积极的，这些信息可以用来促进"院外心搏骤停社会化生命安全保障体系"的完善；如果结果不积极，这些信息可以用来激励包括政府、市场、社会、社区、家庭和个人在内的利益攸关方，加大力度完善各自的工作。年度工作报告可以包含以下内容：区域人口数，13～60岁人口数，培训师资人数，培训救护员人数，AED 布局新增数量，AED 布局总数量，"一键"呼救次数，"第一目击者"实施心肺复苏次数，AED 取出次数，AED 除颤次数，抢救成功案例数等等。

第七章

推广院外心搏骤停社会化生命安全保障体系的政策建议

政策优劣决定事业的兴衰。政策制定者为解决特定的健康问题，实现一定的健康目标，而制定的各种法令、法规、规章、规划、计划、制度等被称为"健康政策"；健康政策是各层次的相关部门，用以引导健康事业发展方向，调节卫生资源配置，协调各相关群体利益、矛盾等，以最终改善健康状况、维护社会稳定、推动社会发展的手段或途径。当今世界，保障、实现和增进健康方面的公共政策正在被不断重构，健康权利的不断增进与健康治理的持续优化，体现了国家的政治文明和经济社会发展水平。中国"将健康融入所有政策"的战略正体现这一思路，经由积极的公共政策来优化健康治理，是我国保障公众生命安全的一个重要途径。

"院外心搏骤停社会化生命安全保障体系"是公共健康体系的重要组成部分——为了公共健康，由政府主导，相关部门、专业机构及其他组织等各尽其责并协作联动，综合运用法律规制、组织保障、管理机制、资源配置和技术支撑等措施，向全社会提供公共健康服务的有机整体。政策范式为"大众健康"，涵盖政策的价值基础、价值目标和服务内容等方面。

1 价值基础和目标

一切以人民为中心，为人民健康服务，制定出"高价值政策"，推广"院外心搏骤停社会化生命安全保障体系"。通过提高公众心肺复苏知识、技能和意愿，提高 AED 规范化布局数量，让公众面对院外心搏骤停患者时，真正"会救""能救""愿意救"，从而提高我国院外心搏骤停患者的生存率，降低院外心源性猝死事件的发生率，促进个人、家庭、单位、社会和国家的健康资产保值、增值，是政策建议的价值基础和目标。

2　突出政府职责

政府在"院外心搏骤停社会化生命安全保障体系"的构建和推广中发挥着主导作用，首先政府主导构建体系，随即明确体系运行机制，并逐步固化为制度；然后政府还要履行指挥职能，运用督查、调度、纠偏等手段，确保体系运行顺畅。通过政府主导，全社会共同参与，以改善社会环境，提高院外心搏骤停患者的生存率，降低院外心源性猝死事件的发生率。该体系对筑牢人民群众的"生命红线"，营造良好的营商环境，助力平安中国、健康中国建设，促进健康经济发展等，具有重要意义，是推进国家治理体系和治理能力现代化建设的重要组成部分，政府要积极担当、主动作为。

3　政策服务内容

遵循高价值政策的制定程序：政策问题确认、政策问题根源分析、政策方案研制、政策可行性论证、政策方案执行、政策评价、政策去向，主要解决"我国院外心搏骤停患者生存率低下，院外心源性猝死事件发生率高"的问题，通过对院外心源性猝死事件的危害、影响因素、根源、作用机制等方面进行整体、全面和系统分析，提出推广"院外心搏骤停社会化生命安全保障体系"的政策思路。

4　具体政策建议

4.1　将公众心肺复苏普及纳入教育体系、职业准入体系和岗位培训体系

4.1.1　将心肺复苏普及纳入教育体系

可以对幼儿园的学生、小学生等进行植入式教育，通过画图，告诉他们心脏位于身体的哪一部位，让他们了解"心脏按压"和"口对口呼吸"的动作是救人的，让他们拥有懂得生命、尊重生命、敬畏生命的意识；通过将急救教育纳入课程体系，对中学生、大学生开展标准的救护员、救护师资培训，让他们成为合格的"第一目击者"和心肺复苏培训师资，引导他们学会救人、愿意救人以及教人救人；开展院前医疗急救专业职业教育和本科生、研究生学历教育，建设心肺复苏培训基地和心肺复苏研究智库，提高心肺复苏研究的专业化水平，为出台心肺复苏相关政策提供智力支持。将心肺复苏普及纳入教育体系还有一大优势是，可以通过每位学生带动每个家庭重视健康、学习心

肺复苏、配置 AED 等。

4.1.2 将心肺复苏普及纳入职业准入体系

一个人寿命的一半以上属于职业寿命，全人口的一半以上属于职业人群，尤其是医疗卫生机构、公安系统、消防系统、军队系统、旅游和文化系统、体育系统、教育系统、交通系统等重点单位，以及医生、护士、警察、消防员、军人、导游、运动员、教师、司机等重点职业人群，建议必须通过心肺复苏培训与考核，才能准予执业。

4.1.3 将心肺复苏普及纳入岗位培训体系

无论是党政机关，还是企事业单位，以及社会团体等，对职工入职前、入职中开展培训时，均将心肺复苏培训纳入课程内容，考核通过方能结业。

通过将心肺复苏普及纳入教育体系、职业准入体系和岗位培训体系，基本可以实现公众心肺复苏普及覆盖各行各业、各类人员，让公众"会救"，构建应对院外心搏骤停事件的人力资源保障。

4.2 将 AED 规范化布局纳入安全检查体系

政府识别出院外心源性猝死事件带来的健康风险，通过 AED 规范化布局让公众"能救"，构建应对院外心搏骤停事件的物力资源保障。把 AED 规范化布局的监督检查工作及保证 AED 正常运行的日常巡查工作上升到与消防安全检查和食品安全检查一样的高度，这将是社会文明进步的标志。

4.3 将施救者行为纳入个人积分体系

政府表彰和奖励对院外心搏骤停患者积极施救的行为，提高施救者的个人信用积分、城市落户积分等，让施救者享受优先出行、免费旅游、优先落户、评优表彰等各方面的便利，提高施救者的荣誉感，激发社会公众学习榜样、争做施救者，在社会上大力践行社会主义核心价值观。

4.4 大力发展心肺复苏相关健康产业

《健康中国行动（2019—2030 年）》指出，"普及全民应急救护知识，使公众掌握基本必备的心肺复苏等应急自救互救知识与技能。到 2022 年和 2030 年取得急救培训证书的人员分别达到 1% 和 3%"。《中国 AED 布局与投放专家共识》提出"建议全国各省市区根据区域人口基数及急救需求等因素，可以按照每 10 万人配置 100～200 台 AED 的原则，确定合理的公共场所 AED 配置数量，统一规划配置 AED"。根据心肺复苏普及率、AED 布局标准这两大目标，乘以我国 14 亿的人口基数，到 2022 年我国需要完成 1400 万人口的培训量，到 2030 年需要完成 4200 万人口的培训量；全国需要购置 AED 140 万 ~ 280 万台，每台 AED 价格约 2 万元，仅 AED 产值约 280 亿 ~ 560 亿元。心肺复苏培训方面，需要购买模拟人、呼吸膜、手提袋、教材等教学用品，也需要大量的师资来满足培训需求，还需要相关文化创意产品来推广，这些都可以促进相关产业的发展和大量人员的就业，促进健康经济的发展。AED 规范化布局方面，不单单是 AED 这一硬件产品，还包括支持 AED 布局、使用、管理和维护的各类软件、小程序、电子地图等等，属于高新技术产业。地方政府可以借"公众心肺复苏科学普及和 AED 规范化布局"的东风，大力发展相关健康产业，并占据行业龙头，促进地方经济转型和发展。

4.5　对心肺复苏普及和 AED 相关产品出台优惠政策

心肺复苏科学普及和 AED 相关产品产业链发展，涵盖人力、财力、产品、技术、服务等众多要素，政府可以给予适当的税收优惠政策，引导企业加大投入，提高产量；对公益性培训师资劳务收入，可以适当减免个人所得税；提高政府部门采购相关产品的权限额度，减少非必要环节，方便购买和布局 AED 等等。

4.6　在全社会形成懂得生命、尊重生命、敬畏生命的文化氛围

生命是无价的，再怎么强调都不为过。通过开展公众心肺复苏科学普及和 AED 规范化布局，让公众更新观念：心肺复苏术不仅是医疗卫生专业人员的职责，更是人人都需要掌握的急救技能。在全社会营造"大健康""大急救"的文化氛围和"人民至上生命至上"的治理理念。让公众主动参与心肺复苏的培训和复训，提高个人健康素养，增强防病、识病、治病的能力。同时，遇到院外心搏骤停患者时，能够及时伸出援助之手，启动应急反应系统、实施高质量心肺复苏和 AED 快速除颤。在总结"院外心搏骤停社会化生命安全保障体系"成效时，多用"拯救多少条生命"的词汇，少用"存活率""百分比"这样的冰冷字眼，以引起公众的关注，激发公众的社会责任感，提高心肺复苏的艺术性，呵护每个人的生命、价值和尊严。

4.7　出台配套法律

通过法律的强制性，确保"院外心搏骤停社会化生命安全保障体系"的行稳致远。政府应认识到公众参与院外心搏骤停现场施救的重要性，从鼓励公众学习心肺复苏知识与技能、要求公共场所规范化布局 AED、保护和鼓励及时施救者行为、弘扬见义勇为美德和促进社会急救体系完善的初衷出发，制定出台相关配套法律，确保公众面对院外心搏骤停患者时，真正"会救""能救""愿意救"。

第八章

总结与展望

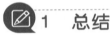

1 总结

"院外心搏骤停社会化生命安全保障体系"的构思和应用面向人民生命健康，具有"生命力"。针对我国公众面对院外心搏骤停患者时存在"不会救""不能救""不愿救"的现状，以及我国目前的研究缺乏整体性、系统性和全面性，不能有效应对院外心源性猝死事件，应用中医治未病思想和健康治理理论，提出构建一个系统的分析框架、标准的行动指南和科学的评价依据——"院外心搏骤停社会化生命安全保障体系"的框架模型，从政府、市场、社会、社区、家庭和个人6个维度共同应对院外心搏骤停，阻断院外心搏骤停进展为院外心源性猝死事件。在海南医学院全员应急救护培训工作的基础上，在海南省海口市龙华区（代表城市）和海南省琼中黎族苗族自治县（代表农村）应用"院外心搏骤停社会化生命安全保障体系"。通过应用，切实提高了两地公众心肺复苏科学普及率、AED规范化布局数量和公众实施心肺复苏的意愿，实现了心肺复苏科学普及、AED规范化布局在区（县）、街道（镇）、居委会（村）的全覆盖，同时，还大力宣传了《民法典》第184条紧急救助的责任豁免和其他常见急救技术及健康相关知识等，营造了"懂得生命、尊重生命、敬畏生命"的文化氛围，为应对院外心源性猝死事件提供了系统的人、财、物、机制、文化等全方位的社会保障。经初步实践，证明体系有效和可靠。通过应用，厘清完善"院外心搏骤停社会化生命安全保障体系"的抓手与路径，并为"院外心搏骤停社会化生命安全保障体系"的复制和推广提供了精准的政策建议。本研究成果为提高我国院外心搏骤停患者的生存率、降低院外心源性猝死事件的发生率，提供了更为广阔的思路和可借鉴的模式。

2　意义

2.1　回应社会热点问题

近年来，诸如沈阳飞机工业集团董事长罗阳、抗疫英雄于铁夫、原凤凰网总编辑吴征、演艺明星高以翔等骨干、知名人士心源性猝死事件频繁发生，激发了公众对健康与生命价值的深入思考。北京市、上海市、重庆市、广东省、海南省、宁夏回族自治区等多省市政协委员在地方"两会"和全国"两会"上都极力呼吁尽快科学普及心肺复苏知识与技能，在公共场所加强 AED 布局，以应对院外心搏骤停事件的发生。社会上，遇到院外心搏骤停患者，见死不救的现象屡有发生，引起社会广泛关注。显然，院外心搏骤停事件的高发生率以及公众"不会救""不能救""不愿救"的现实已成为社会关注的热点问题。开展此项研究，面向人民群众生命健康，能为政府、社会、单位、家庭和公众科学有效应对院外心源性猝死事件提供策略和方案。该研究关注社会需求，植根于中国大地，具有顽强的生命力和源动力。

2.2　提高公众健康素养

健康素养强调的不仅仅是拥有健康的知识与技能，还有人们能够利用这些知识和技能采取有利于健康的行动。心肺复苏技能已纳入到中国公民健康素养内容里。通过本次探索与实践，一方面可以直接提高公众急救知识与技能；另一方面可以提高公众急救意愿，让公众明白现场及时实施心肺复苏的重要性以及施救行为受法律保护；还可以规范化布局一定数量的 AED，塑造见义勇为的价值观，畅通人人愿意实施心肺复苏的机制，营造懂得生命、尊重生命、敬畏生命的文化氛围，进而让公众真正"会救""能救""愿意救"，从而真正提高公众健康素养。

2.3　完善政府治理

健康作为资本要素的理念，已经渗透到一个国家政治、经济、社会以及居民生活方式等各个领域，也逐渐成为各国政府密切关注的重大民生问题。确保人民群众生命安全和身体健康，是党治国理政的一项重大任务，也是政府社会治理的重要内容。构建、应用和推广"院外心搏骤停社会化生命安全保障体系"是化解健康风险、筑牢人民群众生命安全屏障的重要举措，是公共健康事业的重要组成部分；是坚持预防为主、人民共建共享的卫生与健康工作方针的体现；是关口前移、重心下移的"治未病"策略；是从依靠卫生健康系统为主向社会整体联动的转变；是一个国家、城市文明和谐程度的重要标志；是建设更高水平的平安中国的需求；是发展健康经济的体现。"院外心搏骤停社会化生命安全保障体系"的构建、应用和推广，是一个涉及政治、经济、文化等多个领域的综合课题，需要政府、市场、社会、社区、家庭、个人等多主体共同参与，形成合力。开展此研究，对有效应对院外心源性猝死事件进行深入剖析，可以为类似健康治理问题提供参考，小切口解决大问题，对完善政府治理体系和提高政府治理能力具有重要意义。

2.4 促进多学科交叉合作创新

"院外心搏骤停社会化生命安全保障体系"涉及医学、公共管理学及社会医学等学科。以人民健康为中心，以"提高院外心搏骤停患者的生存率，降低院外心源性猝死事件的发生率"为目标，发挥多学科优势，构建一套科学、可复制、可推广的"院外心搏骤停社会化生命安全保障体系"，促进多学科交叉合作，协同创新。

2.5 构建院外心搏骤停社会化生命安全保障体系

在国家推进治理体系和治理能力现代化建设的大背景下，将"院外心源性猝死"作为政府健康治理的对象，构建"院外心搏骤停社会化生命安全保障体系"，以"绣花功夫"挖掘相关因素，并为推广体系提供针对性政策建议，将政府健康治理落地到具体1个病种，进行整体性、系统性和全面性研究，筑牢人民群众的生命安全屏障，为平安中国、健康中国的建设保驾护航，为政府应对其他有共性的健康问题提供理论和路径参考。

 3 不足与完善

3.1 体系指标及权重需进一步完善和确定

本次研究仅尝试构建了"院外心搏骤停社会化生命安全保障体系"的 6 个主体（一级指标）——系统的分析框架，体系的二级指标、三级指标以及各级指标的权重需要进一步充实、完善和检验，进而真正发挥"院外心搏骤停社会化生命安全保障体系"的衍生功能，即标准的行动指南和科学的评价依据，以便在全国各地复制、推广和应用，从而能够科学应对院外心源性猝死事件，并对各地区应对效果进行差异化评价。

3.2　需要时间检验

相对其他急症，区域院外心源性猝死事件发生的频率较低，需要较长一段时间才能体现出该体系的保障效果，才能通过具体案例进一步检验和完善体系。同时，公众心肺复苏知识、技能和意愿，是否随着时间的推移而下降，也需要进一步跟踪研究来检验。

3.3　基层工作有待优化

应用"院外心搏骤停社会化生命安全保障体系"时，恰逢基层新型冠状病毒感染疫情防控工作和疫苗接种推动工作，基层公务员工作时间长、压力大，影响到心肺复苏培训的组织动员效果，导致心肺复苏培训人数不理想，基层的师资没有更好地发挥出作用，体系应用工作有所滞后，未达到最优结果。

3.4　"健康细胞"建设

在整体应用"院外心搏骤停社会化生命安全保障体系"时，不要刻意追求"齐步走"，可以试点先行，优先在学校、企业、公安、消防、交通等具有组织优势的行业内开展，在专家指导下出台指导性"行业标准"或"专家共识"，然后以点带面，整体推进体系的应用和推广。

3.5　因地制宜

中国幅员辽阔，各地历史、经济、文化、教育、社会等发展水平不一，需要根据各地的实际情况，构建符合当地实情的、适宜的"院外心搏骤停社会化生命安全保障体系"。

参考文献

［1］ 陈晓松. 现场救护医学［M］. 广州：中山大学出版社，2020：6.

［2］ 健康中国行动推进委员会. 健康中国行动(2019—2030 年)：总体要求、重大行动及主要指标［J］. 中国循环杂志，2019，34(9)：846－858.

［3］ 世界卫生组织. 前十位死亡原因［DB/OL］. https://www. who. int/zh/news-room/fact-sheets/detail/the-top-10-causes-of-death.

［4］ MAIGENG ZHOU, HAIDONG WANG, et al. Mortality, morbidity and risk factors in China and its provinces, 1990—2017: a systematic analysis for the Global Burden of Disease Study 2017［J］. The Lancet, 2019, 394(10204)：1145－1158.

［5］ STECKER E C, TEODORESCU C, REINIER K, 等. 心脏骤停前确诊为缺血性心脏病与其继后存活率改善独立相关［J］. 心血管病学进展，2016，37(1)：98.

［6］ 张兰兰，李富禄，梁黔岳，等. 城乡居民对心肺复苏认知现况及技能培训需求调查研究［J］. 全科护理，2020，18(3)：354－356.

［7］ 中国研究型医院学会心肺复苏学专业委员会. 2016 中国心肺复苏专家共识［J］. 解放军医学杂志，2017，42(3)：243－269.

［8］ 葛波涌，王明太，王玉波，等. 社区普及徒手心肺复苏对猝死患者抢救的意义［J］. 中华急诊医学杂志，2017，26(8)：974－976.

［9］ 心肺复苏 2011 中国专家共识组. 心肺复苏 2011 中国专家共识［J］. 中国心血管病研究，2011，9(12)：881－887.

［10］ 中国研究型医院学会心肺复苏学专业委员会. 2016 中国心肺复苏专家共识［J］. 中华灾害救援医学，2017，5(1)：1－23.

［11］ KOSTER R W, BAUBIN M A, BOSSAERT L L, et al. European Resuscitation Council Guidelines for Resuscitation 2010 Section 2. Adult basic life support and use of automated external defibrillators［J］. Resuscitation, 2010, 81(10)：1277－1292.

［12］ 王立祥. 心肺复苏共识的再认识［J］. 中华急诊医学杂志，2010，19(1)：108－110.

［13］ 王立祥，王发强. 开展心肺复苏普及进亿家健康工程的创新实践［J］. 中国研究型医院，2016，3(4)：20－22.

［14］ 赵旭峰，董雪洁，张琳，等. 自动体外除颤仪的普及现状及其在我国的应用展望［J］. 中国急救复苏与灾害医学杂志，2019，14(2)：104－107.

［15］ XU F, ZHANG Y, CHEN Y. Cardiopulmonary resuscitation training in China：current situation and future development［J］. JAMA Cardiol, 2017, 2(5)：469－470.

［16］ SHAO F, LI C S, LIANG L R, et al. Outcome of out-of-hospital cardiac arrests in Beijing, China［J］. Resuscitation, 2014, 85(11)：1411－1417.

［17］ BERDOWSKI J, BERG R A, TIJSSEN J G, et al. Global incidences of out-of-hospital cardiac arrest and survival rates：systematic review of 67 prospective studies［J］. Resuscitation, 2010, 81(11)：

1479 – 1487.

[18] American Heart Association. Highlights of the 2020 American Heart Association guidelines for CPR and ECC [M]. USA：American Heart Association，2020.

[19] HASKELL S E，POST M，CRAM P，et al. Community public access sites：compliance with American Heart Association recommendations [J]. Resuscitation，2009，80(8)：854 – 858.

[20] 何冰，罗南，张慧荣. 基于 CiteSpace 的信息可视化文献量化分析(1998—2012)——以救援医学研究领域为例 [J]. 图书馆工作与研究，2013，211：65 – 68.

[21] 王鹏，罗之谦，陈云强，等. 弘扬中医急诊，服务人民健康 [J]. 临床急诊杂志，2017，18(7)：481 – 483.

[22] 汤耀华. 心肺复苏术发展史回顾 [J]. 科技风，2020(1)：213 + 217.

[23] 马慧. 心肺复苏的研究进展及护理 [J]. 天津护理，2009，17(2)：111 – 112.

[24] 董文，李亚洁. 成人心肺复苏基础生命支持的研究进展 [J]. 护理学报，2011，18(24)：10 – 13.

[25] 王立祥，吕传柱，余涛. 中国公众心肺复苏卫生健康指南 [J]. 实用休克杂志，2018，2(6)：367 – 369.

[26] 王立祥，孟庆义，余涛. 2018 中国心肺复苏培训专家共识 [J]. 中华危重病急救医学，2018，30(5)：385 – 400.

[27] 中国医学救援协会，中华护理学会. 现场心肺复苏和自动体外心脏除颤技术规范 [J]. 中华护理杂志，2018，53：33 – 37.

[28] PANCHAL A R，BERG K M，CABA A S J，et al. 2019 American Heart Association focused update on systems of care：dis-patcher-assisted cardiopulmonary resuscitation and cardiacarrest centers：an update to the american heart association guidelines for cardiopulmonary resuscitation and emergency cardiovascular care [J]. Circulation，2019，140：e1 – e9.

[29] KANSTAD B K，NILSEN S A，FREDRIKSEN K. CPR knowledge and attitude to performing bystander CPR among secondary school students in Norway [J]. Resuscitation，2011，82(8)：1053 – 1059.

[30] 余涛. 中国公众心肺复苏思考与探索 [J]. 中国实用内科杂志，2019，39(10)：851 – 854.

[31] BOHN A，LUKAS R P，BRECKWOLDT J，et al. Kids save lives：why school children should train in cardiopulmonary [J]. Resuscitation，2015，21(3)：220 – 225.

[32] CHO G C，SOHN Y D，KANG K H，et al. The effect of basic life support education on laypersons' willingness in performing bystander hands only cardiopulmonary resuscitation [J]. Resuscitation，2010，81(6)：691 – 694.

[33] 郑进，郑湘豫. 从新"生存链"透视我国急救医疗服务体系 [J]. 中华灾害救援医学，2014，2(7)：395 – 397.

[34] COOPER J A，COOPER J D，COOPER J M. Cardiopulmonary resuscitation：history，current practice and future direction [J]. Circulation，2006，114(25)：2839 – 2849.

[35] WIK L，BRENNAN R T，BRASLOW A. A peer-training model for instruction of basic cardiac life support [J]. Resuscitation，1995，29(2)：119 – 128.

［36］ PETERSON R. Teaching cardiopulmonary resuscitation via the web ［J］. Crit Care Nurse, 2006, 26 (3): 55.

［37］ REA T D, EISENBERG M S, CULLEY L L, et al. Dispatcherassisted cardiopulmonary resuscitation and survival in cardiac arrest ［J］. Circulation, 2001, 104(21): 2513 - 2516.

［38］ MIRZA M, BROWN T B, SAINI D, et al. Instructions to "Push As Hard As You Can" improve average chest compression depth in dispatcher-assisted cardiopulmonary resuscitation ［J］. Resuscitation, 2008, 79(1): 97 - 102.

［39］ ATKINSON P R, BINGHAM J, MCNICHOLL B P, et al. Telemedicine and cardiopulmonary resuscitation: the value of video-link and telephone instruction to a mock bystander ［J］. J Telemed Telecare, 1999, 5(4): 242 - 245.

［40］ 鲁美丽, 钱里娜, 宋秋忆, 等. 美国心脏协会基础生命支持课程在全科医师心肺复苏培训中的应用 ［J］. 浙江医学, 2016, 38(2): 145 - 148.

［41］ BOBROW B J, SPAITE D W, BERG R A, et al. Chest compression-only CPR by lay rescuers and survival from out-of-Hospital cardiac arrest ［J］. JAMA-Journal of the American Medical Association, 2010, 304(13): 1447 - 1454.

［42］ ANANTHARAMAN V. Developing resuscitation programmes in the community: the tasks ahead for the National Resuscitation Council ［J］. Singapore Med J, 2011, 52(8): 6341.

［43］ 谢美莲, 高丽. 国外公众心肺复苏技能培训模式的研究进展 ［J］. 护理学报, 2011, 18(1A): 23 - 26.

［44］ 李春盛. 目前心肺复苏存在的问题及对策 ［J］. 中华急诊医学杂志, 2005, 14(5): 262 - 263.

［45］ 曾姗姗, 占玮, 颜文贞. 大学生院前急救培训方式的研究进展 ［J］. 护理学报, 2018, 25(10): 32 - 35.

［46］ 赵红梅, 李荣, 程丽萍. 医院—社区—家庭联合建立公众心肺复苏培训体系的研究与实践 ［J］. 临床医学研究与实践, 2017, 2(10): 163 - 164.

［47］ 冯霞, 王玉梅, 孙鹏, 等. 微信公众平台服务在社区居民徒手心肺复苏技能培训中的应用效果评价 ［J］. 全科护理, 2018, 8(26): 3318.

［48］ 张文武, 窦清理, 梁锦峰, 等. 政府主导公众急救培训: 深圳宝安的实践 ［J］. 中华急诊医学志, 2019, 28(1): 126 - 128.

［49］ KAPPUS R M, MCCULLOUGH G. The feasibility of a novel method of bystander CPR training: a pilot study ［J］. American Journal of Emergency Medicine, 2020, 38(3): 594 - 597.

［50］ 钟敏, 陈东升, 黄鹏, 等. PDCA 循环理论应用于医学生心肺复苏技能教学的探讨 ［J］. 中国医学教育技术, 2017, 31(6): 703 - 705.

［51］ 谢美莲, 吴瑛, 高丽, 等. 公众心肺复苏培训效果评价工具的研制和信效度分析 ［J］. 中华护理教育, 2009, 6(6): 249 - 252.

［52］ MONIQUE L, ANDERSON, MARGUERITTE, et al. Rates of cardiopulmonary resuscitation training in the United States ［J］. JAMA Intern Med, 2014, 174(2): 194 - 201.

［53］周燕玲，周立君，倪兆云，等. 普通民众实施心肺复苏术的意愿与障碍原因调查分析［J］. 中国全科医学，2014，17（2）：206－210.

［54］梁锦峰，武海波，郑军，等. 社会急救培训导师的遴选与管理［J］. 中国急救医学，2020，40（12）：1173－1176.

［55］FOLKE F, LIPPERT F K, NIELSEN S L, et al. Location of cardiac arrest in a city center：strategic placement of automated external defibrillators in public locations［J］. Circulation，2009，120：510－517.

［56］SAKAI T, IWAMI T, KITAMURA T, et al. Effectiveness of the new'Mobile AED Map'to find and retrieve an AED：A randomised controlled trial［J］. Resuscitation，2011（82）：69－73.

［57］RAINA M, DAVID A, JOHN C, et al. A crowdsourcing innovation challenge to locate and map Automated External Defibrillators［J］. Circulation. Cardiovascular Quality and Outcomes，2013，6（2）：229－236.

［58］钱里娜，陈燕娟，王建岗，等. 杭州公众场所自动体外除颤器配置的现状与思考［J］. 全科医学临床与教育，2019，17（3）：250－251.

［59］吕传柱，张华，陈松，等. 中国 AED 布局与投放专家共识［J］. 中华急诊医学杂志，2020，29（8）：1025－1031.

［60］黄子通. 提高我国心肺脑复苏水平的措施与对策［J］. 中华急诊医学杂志，2004，13（3）：153－154.

［61］HYDER G, JOHN D. A brief primer on Good Samaritan law for health care professionals［J］. Australian Health Review，2007，31（3）：477－483.

［62］郭蕾，路伟，罗肖. 院外心肺复苏术实施及培训现状［J］. 护理与康复，2018，10：162－163.

［63］KHAN T M, HASSALI M A, RASOOL S T. A study assessing the impact of different teaching modalities for pharmacy students in a Cardio-Pulmonary Resuscitation（CPR）course［J］. Saudi Pharmaceutical Journal，2013，21：375－378.

［64］上海全健. 全国"好人法"和 AED 配置的相关法规条例［DB/OL］. https：//mp. weixin. qq. com/s?__biz = Mzg4MTA4NDg3OA = = &mid = 2247484435&idx = 1&sn = 61ac2d81c02b8983b54947466db-ba4f1&chksm = cf6a14b2f81d9da4fac25e424e711db5364c68e0ef75c58b8640c9ee89ddde1a3a5f6ab7a3c-d&mpshare = 1&scene = 23&srcid = 0608mxrtH1ejKsQ0RMHw1kWX&sharer_sharetime = 15916071267-63&sharer_shareid = 0e759306a80efd625ebdf3fbc7ae3ea4#rd. 2020.

［65］陈楚琳，桂莉，王毅欣，等. 持急救资质证的非医务人员实施心肺复苏行为意向的质性研究［J］. 解放军护理杂志，2017，34（23）：16－20.

［66］国家卫生计生委办公厅. 关于印发《中国公民健康素养——基本知识与技能（2015 年版）》的通知［R］. 国家卫生计生委办公厅，2015.

［67］健康中国行动推进委员会. 健康中国行动（2019—2030 年）［R］. 健康中国行动推进委员会，2019.

［68］全国人民代表大会常务委员会. 中华人民共和国基本医疗卫生与健康促进法［R］. 全国人民代

表大会常务委员会, 2019.

[69] 湖南省人大常委会. 湖南省现场救护条例 [R]. 湖南省人大常委会, 2020.

[70] 国家卫生健康委, 国家发展改革委, 教育部, 等. 关于印发进一步完善院前医疗急救服务的指导意见 [R]. 国家卫生健康委, 国家发展改革委, 教育部, 等, 2020.

[71] 海南省委省政府确定 2020 年为民办实事事项 [DB/OL]. http://www.hainan.gov.cn/hainan/5309/202002/a33fe372abOe4022albdb36163c5ofe9.shtml.

[72] 孙涛, 何清湖. 中医治未病 [M]. 北京: 中国中医药出版社, 2016: 4.

[73] World Health Organization. Primary health care: report of the International Conference on Primary Health Care [R]. Alma-Ata, USSR: 1978.

[74] 全球治理委员会. 我们的全球伙伴关系 [R]. 牛津大学出版社, 1995.

[75] BRINKERHOFF D W, BOSSERT T J. Health governance: concepts, experience and programming options [R]. Bethesda, 2008.

[76] REINHARDTUE, CHENG T-M. The world health report 2000-Health systems: improving performance [J]. Bulletin of the World Health Organization, 2000, 78 (8): 1064.

[77] 李昶达, 韩跃红. 国外健康治理研究综述 [J]. 昆明理工大学学报: 社会科学版, 2017, 17(6): 54 – 60.

[78] 李昶达, 韩跃红. 参与式健康治理对健康中国建设的启示 [J]. 中国医院管理, 2019, 39(11): 1 – 4.

[79] 陈兴怡, 翟绍果. 中国共产党百年卫生健康治理的历史变迁、政策逻辑与路径 [J]. 西北大学学报(哲学社会科学版), 2021, 51(4): 86 – 94.

[80] 中共中央, 国务院. "健康中国 2030" 规划纲要 [R]. 中共中央, 国务院, 2016.

[81] 郑红. 社会资本视域下的健康治理 [J]. 山西能源学院学报, 2018, 31(4): 103 – 105.

[82] 中共中央宣传部. 习近平新时代中国特色社会主义思想学习问答 [M]. 北京: 人民出版社, 2021.

[83] KICHBUSH I, GLEICHER D. Governance for health in the 21st century [M]. Geneva: World Health Organization, 2012.

[84] SLAMA K. From evidence to practice: tobacco control effectiveness [J]. Promotion & Education, 2005 (12): 32.

[85] ANSELL C, GASH A. Collaborative governance in theory and practice [J]. Journal of Public Administration Research and Theory, 2007, 18: 543 – 571.

[86] PUSKA P, ST HL T. Health in all policies-the finnish initiative: background, principles, and current issues [J]. Annual Review of Public Health, 2010, 31: 315 – 328.

[87] LEAT D, STOKER G. Towards holistic governance: the new reform agenda [M]. New York: Palgrave, 2002.

[88] CHRISTENSEN T, LAEGREID P. The whole of government approach to public sector reform [J]. Public Administration Review, 2007, 67(6): 1059 – 1066.

[89] Swedish Parliamentary Priorities Commission. Priorities in health care [R]. Stockholm, 1998.

[90] 刘晓曦，王芳，曹彬，等. 不同主体参与云南怒江儿童健康治理的实践与思考 [J]. 中国初级卫生保健，2018，32(10)：1 + 11.

[91] 钱熠，王伟，张明吉，等. 非政府组织在全球健康治理中的作用研究 [J]. 中国卫生政策研究，2016，9(11)：5 - 10.

[92] 王建勋. 杭州市健康治理实施策略和路径 [J]. 健康教育与健康促进，2019，14(1)：14 - 15 + 26.

[93] 武留信. 中国健康管理与健康产业发展报告 2019 [M]. 北京：社会科学文献出版社，2019.

[94] 申俊龙，马洪瑶，徐浩，等. 中医"治未病"研究述略与展望 [J]. 时珍国医国药，2014，25(6)：1468 - 1470.

[95] 王琦. 人民日报新论：用中医整体观治理长江 [N]. 人民日报，2019 - 02 - 28(5).

[96] SØREIDE E, MORRISON L, HILLMAN K, et al. The formula for survival in resuscitation [J]. Resuscitation, 2013, 84：1487 - 1493.

[97] The Resuscitation Academy. The art and science of resuscitation：a guide to improve community cardiac arrest survival [M]. USA：American Heart Association, 2020.

[98] 陈耀龙，史乾灵，赵俊强，等. 从知到行：跨越指南理论与实践的鸿沟 [J]. 协和医学杂志，2020，11(6)：746 - 753.

[99] Bronfenbrenner, U. The ecology of human development：experiences by nature and design [M]. USA：Harvard University Press, 1979.

[100] DAVIES M, MACDOWALL W. Health promotion theory [M]. USA：Open University Press, 2006.

[101] BLAIKIE P. At risk：natural hazards, and disasters [M]. London：Routledge, 1994.

[102] 陈琛，李明. 全面提升总体应急管理能力路径研究——以多主体参与为视角 [J]. 中国应急管理科学，2021(08)：28 - 37.

[103] 郭清. 健康服务与管理导论 [M]. 北京：人民卫生出版社，2020.

[104] 郝模. 追求卓越——构建适宜公共健康体系 [M]. 北京：中共中央党校出版社，2021.

[105] 刘继同，郭岩. 从公共卫生到大众健康：中国公共卫生政策的范式转变与政策挑战 [J]. 湖南社会科学，2007(2)：36 - 42.

[106] 郝模. 卫生政策学 [M]. 北京：人民卫生出版社，2013.

[107] 胡世杰. 加快实施职业健康保护行动 [J]. 中国职业医学，2021，48(1)：1 - 5.

[108] 祝益民，晏锡泉，陈芳. 现场救护立法的紧迫感与时代需求 [J]. 中华急诊医学杂志，2021，30(1)：3 - 5.

[109] 刘丽杭. 国际社会健康治理的理念与实践 [J]. 中国卫生政策研究，2015，8(8)：69 - 75.

一 关键词中英文对照表

中文	英文	缩略词
世界卫生组织	World Health Organization	WHO
心搏骤停	Cardiac Arrest	CA
呼吸停止	Respiratory Arrest	RA
生存公式	The Formula For Survival	FFS
院外心搏骤停	Out-of-hospital Cardiac Arrest	OHCA
心源性猝死	Sudden Cardiac Death	SCD
急诊医疗服务体系	Emergency Medical Service System	EMSS
美国心脏病协会	American Heart Association	AHA
欧洲复苏委员会	European Resuscitation Council	ERC
国际复苏联络委员会	International Liaison Committee On Resuscitation	ILCOR
心肺复苏	Cardiopulmonary Resuscitation	CPR
自动体外除颤器	Automated External Defibrillator	AED
基础生命支持	Basic Life Support	BLS

✎ 二　借《意见》之东风　建急诊大平台

院前医疗急救是卫生健康事业的重要组成部分，在医疗急救、重大活动保障、突发公共事件紧急救援等方面发挥了重要作用。2020年9月，国家卫生健康委联合国家发展改革委、教育部、工业和信息化部、公安部、人力资源社会保障部、交通运输部、应急管理部和国家医疗保障局，共9个部门联合制定的《关于印发进一步完善院前医疗急救服务指导意见的通知》（国卫医发〔2020〕19号）发布（以下简称"《意见》"），对新时代我国院前医疗急救事业的发展和急诊大平台建设具有十分重要的意义。

1　《意见》出台背景

1.1　时代背景

党的十九大报告指出，中国特色社会主义进入新时代，我国社会主要矛盾已经转化为人民日益增长的美好生活需要和不平衡不充分的发展之间的矛盾。2018年，应急管理部成立，职能涵盖应急力量建设和物资储备。2019年，党的十九届四中全会《中共中央关于坚持和完善中国特色社会主义制度、推进国家治理体系和治理能力现代化若干重大问题的决定》第八条指出，"注重加强普惠性、基础性、兜底性民生建设，保障群众基本生活"；"坚持关注生命全周期、健康全过程，完善国民健康政策，让广大人民群众享有公平可及、系统连续的健康服务"。因此，建设与经济社会发展水平及人民健康需求相适应的院前医疗急救服务体系，是跟随时代发展、建设平安中国的需要。

1.2　"十三五"卫生与健康规划目标

"十三五"卫生与健康规划以促健康、转模式、强基层、重保障为着力点，发展目标指出，到2020年健康服务体系持续完善，医疗卫生服务能力大幅提升，更好满足人民群众基本医疗卫生服务需求和多样化、多层次健康需求。院前医疗急救服务体系是健康服务体系的重要组成部分，应加快建设和进一步完善提高。

1.3　健康中国建设

2016年8月，全国卫生与健康大会召开，提出我国新时期卫生与健康工作方针：以基层为重点，以改革创新为动力，预防为主，中西医并重，将健康融入所有政策，人民共建共享。2016年10月，《"健康中国2030"规划纲要》发布，确定"共建共享 全民健康"为战略主题，以"健康优先、改革创新、科学发展、公平公正"为原则，以"普及健康生活、优化健康服务、完善健康保障、建设健康环境、发展健康产业"5个方面为重点，提出全面建成体系完整、分工明确、功能互补、密切协作、运行高效的整合型医疗卫生服务体系；县和市域内基本医疗卫生资源按常住人口和服务半径合理布局，实现人人享有均等化的基本医疗卫生服务；省级及以上分区域统筹配置，整合推进区域医疗资源共享，基本实现优质医疗卫生资源配置均衡化，省域内人人享有均质化的危急重症、疑难病症诊疗和专科医疗服务；是推进健康中国建设的宏伟蓝图和行动纲领。2019 年 7 月，《健康中国行动（2019—2030 年）》发布，指出了 15 项专项行动，明确了健康中国的行动目标、个人和家庭、社会和政府的具体行动，为健康中国的实现指明了路径图。2019 年 12 月，《中华人民共和国基本医疗卫生与健康促进法》发布，第二十七条指出，"国家建立健全院前急救体系，为急危重症患者提供及时、规范、有效的急救服务"，为院前医疗急救事业的发展提供了法制保障。

健康中国建设为院前医疗急救事业的发展提供了良好的契机，同时也对院前医疗急救体系建设提出了更高要求。

1.4　前期工作基础

2017 年，国家卫健委出台了《进一步改善医疗服务行动计划（2018—2020 年）》，指出 "以危急重症为重点，创新急诊急救服务"。2018 年，出台了《关于进一步做好分级诊疗制度建设有关重点工作的通知》，指出急诊专科是要求县医院重点完善健全的一级诊疗科目，也是薄弱科目，同年，开展县医院能力提升工作，要求继续提升专科服务能力，加强急诊科建设，与院前急救体系有效衔接，提升对急危患者的抢救与转运能力。2019—2020 年，开展了 "航空医疗救护试点工作""互联网 + 院前医疗急救""院前医疗急救呼救定位试点工作" 等。2020 年 7 月，国家卫健委发布了《关于新冠肺炎疫情防控常态化下进一步提高院前医疗急救应对能力的通知》，对院前医疗急救建设提出新的要求。同时，中央也加大财政投入，开展院前医疗急救服务能力提升项目。以上工作的开展，加快完善了院前医疗急救服务，推动了《意见》的出台。

2　重大进步

2.1　九部委联合制定，政策含金量足

《"健康中国 2030" 规划纲要》指出，"实现人人享有均等化的基本医疗卫生服务"。这个 "均等化" 在很多专科里是可以体现的，但在急诊医学科，尤其是院前医疗急救方面，能够在 2030 年达到全国人民均等化，是非常了不起的一件事，所以，国家九部委联合制定的《意见》以促进这一目标的实现，具有划时代的意义，在未来很长一段时间，该《意见》一定会成为我国院前医疗急救发展史上的一个重要里程碑。

2.2　救护车配置标准大大提升

2016 年 11 月，住房和城乡建设部、国家发展和改革委员会发布的《急救中心建设标准》指出，"每 5 万人~10 万人配备 1 辆救护车"，对救护车类型没有要求。而《意见》的目标为每 3 万人配备 1 辆，且"根据县域人口的 300% 估算人口基数""至少 40% 为负压救护车"。从数量和类型上大大提升了救护车的配备标准，县域范围内救护车配置几乎可以换算成每 1 万人口配备 1 辆救护车，而这些救护车中 40% 为负压救护车，这样的配置极大地提升了院前医疗急救的规模。

2.3　救护车的路权和通行方便达到了空前高度和力度

2014 年 4 月，原国家卫生计生委发布的《关于规范院前医疗急救管理工作的通知》指出，"救护车在执行任务时遵守道路交通有关法律法规，按规定使用警笛警灯"。而《意见》指出，"救护车在执行急救任务时，在确保安全的前提下，不受行驶路线、行驶方向、行驶速度和信号灯的限制。为救护车免费安装 ETC 车载装置，保障其不停车快捷通过高速公路收费站"。措施更加细化、更加具体，让救护车享有更大的权利，更能节省转运时间。

2.4　急救网络布局更加紧凑

《意见》指出，"城市地区服务半径不超过 5 公里，农村地区服务半径 10~20 公里"。有研究显示，我国东部急救反应时间为 15.855 分钟，美国纽约急救反应时间为 6.75 分钟，英国伦敦急救反应时间为 8 分钟。通过缩小院前医疗急救服务半径来缩短急救反应时间，从而进一步拉近与欧美国家之间的差距。

2.5　指标量化，保证高效

《意见》指出，"全国 120 急救电话开通率达到 100%。120 呼救电话 10 秒内接听比例达到 95%，3 分钟出车率达到 95%。院前急救病历书写率达到 100%。危急重症现场医疗监护或抢救措施实施率达到 98%"。而 2013 年 11 月，原国家卫生计生委出台的《院前医疗急救管理办法》对相关指标没有量化，仅仅以"迅速派出""做好相关记录及保管工作"等柔性词语进行描述。通过指标量化，让院前医疗急救服务目标更加清晰、考核更有依据，对院前医疗急救质量有了更严格的要求。

2.6　统一调度，数据共享

《意见》指出，"地市级以上急救中心设立统一指挥调度信息化平台。与本级区域健康信息平台、二级以上综合医院信息系统实现数据共享"，"建立健全全国院前医疗急救工作信息管理系统，加强急救相关信息管理，健全急救系统监测预警水平"，"推动院前医疗急救网络与医院信息系统连接贯通，推动急救调度信息与电信、公安、交通、应急管理等部门及消防救援机构的信息共享与联动，探索并推广急救呼叫定位，探索居民健康档案与调度平台有效对接，提高指挥调度和信息分析处理能力"，"有条件的地区可建设院前医疗急救机构和胸痛中心、卒中中心、创伤中心、危重孕产妇救治中心、危重儿童和新生儿救治中心实时交互智能平台，推行急诊急救一体化建设"，这些要求紧跟时代发展和科学技术进步，让数据多跑路，有利于打通信息壁垒，促进院前医疗急救信息化建设，加强院前院内急救衔接，这恰恰就是急诊大平台建设所倡导的重要内容。

2.7　院前医疗急救人才队伍建设将加强

《意见》指出，"加强医教协同，加强急诊专业住院医师规范化培训力度"，"完善院前医疗急救医师继续医学教育制度，组织急救中心医师定期到二级以上医疗机构接受急诊、重症监护、麻醉等临床技能培训"，"拓展院前医疗急救医师继续教育形式和内涵"，"合理配置院前医疗急救专业人员和其他工作人员，创新院前医疗急救医师和护士招聘引进措施，确保满足服务要求。"规范开展院前医疗急救专业人员岗前培训和在岗培训"，"探索建立院前急救医师转岗机制"，"建立健全适应院前医疗急救行业特点的绩效评估指标体系"等举措，涵盖了院前医疗急救人才队伍的各类人员，贯穿了继续教育的全流程，拓展了人才队伍的发展平台，必将有利于院前医疗急救人才队伍建设。

2.8　社会公众急救技能要培训

《意见》建议，建立公众急救培训管理体系，整合多方力量，纳入重点人群在岗培训，纳入学校教育，提升全人群自救互救能力等，充分吸纳了近年来公众急救知识和技能普及的实践经验，拓展了公众急救技能提升的路径，凸显了社会急救的重要性，加强了急救医疗服务体系的"社会急救"环节，有利于公众急救技能普及工作的开展，为推行中国公众启动除颤项目（China-PAD，C-PAD）奏响了前奏。

3　急诊大平台建设正当其时

相对于"急诊科——急诊ICU"之间的通畅衔接，"院前——院内"的衔接一直是急诊链条的最大短板。急诊大平台以患者为中心，建立"一横一纵"的救治模式，将院前急救、院内急诊和急诊ICU进行整合，在看得见的物理空间整合基础上，搭建看不见的多学科急救协作机制和流程，并通过信息化手段为这些机制和流程提供支持、质控和持续改进，完成院前和院内一体化救治。

急诊大平台基于"台"字理念，真正实现多学科融合的一站式医疗服务体系；基于"围"字理念，打造急危重症救治链和一体化科学诊治体系。

急诊大平台以时间为抓手和切入点，在最短时间内完成信息自动集成及智能分析共享，实现急救管理可视化、医疗信息数字化和医疗流程最简化，并依照事先制定好的、储存在信息系统内的规范制定急诊急救相关病种的抢救标准，实行快速诊断及科学救治，真正实现"零时间"（无缝衔接，分秒必争）、"零空间"（救命手术，畅通无阻）和"零流程"（简化流程，化零为整）。

急诊大平台建设，是提升院前医疗急救服务能力的具体措施和重要抓手，十分契合《意见》的要求。同时，《意见》也将强有力地推动急诊大平台建设的进程和落地运行。

4　今后努力的方向

以院前医疗急救一线实践者和管理者的经验为参考，《意见》在以下几个方面可以进一步解放思想、大胆突破。

4.1　加强院前医疗急救的院校教育

《意见》没有提及"院校教育"，没有解决院前医疗急救人才的"入口"问题。未来应加强院前医疗急救专业学科建设和学历教育，让院前医疗急救人才的培养系统化、体系化和职业化，有利于树立职业忠诚度，从根本上稳定院前医疗急救人才队伍。

4.2　院前医疗急救网络应以"呼救响应间期"来布局

"呼救响应间期"是指从发出呼救到救护车到达现场所需要的时间，是院前医疗急救资源配置、急救人员专业化水平、道路交通等因素综合作用的结果，受区域社会经济发展水平影响。对于院外患者来说，时间就是生命，强调院前医疗急救的机动作战能力，应以"呼救响应间期"为刚性指标，从而大大提高区域院前医疗急救效率，促进院前医疗急救体系区域平衡。

4.3　快速自动反应机制应加强

出现极端情况时，如大灾大难面前，指挥调度平台会受到严重挑战，无法实现统一受理、调度，更无法科学合理调派急救资源。应探索建立覆盖全国范围的院前医疗急救网络，实行院前医疗急救的网格化管理，以院前医疗急救事件为中心，形成快速反应的同心圆和自动反应圈，建立分层支援体系，真正形成4~6分钟、10分钟、15分钟、20分钟、30分钟等院前医疗急救反应圈，1小时、2小时等若干黄金72小时内灾难医学救援反应圈，打造系统化的院前医疗急救资源体系，满足各类院前医疗急救事件的需要。

5　结语

《意见》紧跟时代发展，充分吸收现代科学技术和实践经验，坚持正确的卫生与健康工作方针，以提高人民健康水平为核心，以满足人民群众院前医疗急救需求为目标，由依靠卫生健康系统为主向社会整体联动转变，具有整体性、系统性和全面性，亮点纷呈，已将我国院前医疗急救事业推向了一个新的起点，含金量十足，可以说是历年所有院前医疗急救相关政策中站位最高、涉及面最广、力度最大的系列政策。可预见该文件必将对我国院前医疗急救发展产生重大影响和推进作用，让更多的城乡纳入具备现代化院前医疗急救的先进行列，让广大人民群众更有获得感，让更多的急危重症患者在有效时间窗内获得高质量的救治，让急诊大平台落实、落地，值得地方政府、专业人员认真学习和深入贯彻落实。

参考文献

[1] 齐腾飞，景军. 中国 1996—2015 年城市院前急救反应时间分析 [J]. 中国公共卫生，2017, 33（10）：1466 - 1468.

[2] New York Post. NYC sees increase in cardiac emergencies as ambulance response time rises [EB/OL]. (2015 - 02 - 25). [2016 - 08 - 21]. http：//nypost. com.

[3] London Ambulance Service. Latest response times [EB/OL]. [2016 - 08 - 17]. http：//www. Londonambulance. nhs. uk.

[4] 张文武，徐军，梁锦峰，等. 加快社会急救体系建设，打造"5min 社会救援圈"[J]. 中华急诊医学杂志，2020, 29（2）：156 - 158.

（王鹏　李静　范善杰　董焕祥　刘笑然　田国刚　吕传柱）

 ## 三　企业应对工作场所心脏骤停专家共识

　　我国是人口大国，也是劳动力大国，职业人群占总人口的一半以上，一个人的职业寿命超过预期寿命的二分之一。职业人群是国家经济社会发展的主力军和中坚力量，是社会财富、精神文明的创造者，是社会可持续发展的基础。保障职业人群全生命周期健康是实现健康中国 2030 宏伟目标的关键。创建健康的工作场所是"健康细胞"建设的重要内容，在"健康中国"战略中发挥重要的支撑作用。目前职业健康面临着多重威胁并存、多种健康影响因素交织、新的职业健康危害因素不断出现的复杂局面，职业人群的健康问题逐渐成为了社会关注的焦点。

1　工作场所心搏骤停带来的挑战

　　心搏骤停是心源性猝死最常见的直接原因，是公共卫生和临床医学领域中最危急的情况之一。患者发生心搏骤停后的 4 ~ 6 分钟是挽救生命的"黄金时间"，若不及时进行抢救，每延迟 1 分钟，其复苏生存率就下降 7% ~ 10%。若能在 1 分钟内实施心肺复苏，3 ~ 5 分钟内进行 AED 快速除颤，可使心搏骤停患者存活率达到 50% ~ 70%。而 70% ~ 80% 的心搏骤停发生在医院以外的地方，急救专业人员通常无法在"黄金时间"内赶到现场。为更好地应对企业的工作场所中发生的心搏骤停，企业需要积极行动起来，及时在工作场所开展现场救护，高质量落实院外心搏骤停患者"生存链"前三个环节，即启动应急反应系统、高质量心肺复苏和快速除颤。

2 企业应对工作场所心搏骤停存在的主要问题

随着我国经济、社会的进步与发展，人们对心搏骤停防范救治体系的建设越来越重视。急救医疗中心、红十字会和医学类高校等单位在社会大力向公众普及心肺复苏，地方政府通过各种渠道在重点公共场所布局 AED，部分城市进一步出台地方法规强力推进公众心肺复苏普及和完善 AED 布局。相对于公共场所，工作场所是一个比较独立的组织结构，心搏骤停应对往往游离于政府和社会的关注范围之外，主要存在以下问题。

2.1 社会整体应对心搏骤停能力存在不足

研究显示，我国心肺复苏培训普及率不足 1%，AED 布局数量增长缓慢，覆盖率远远低于发达国家水平。面对院外心搏骤停患者，旁观者心肺复苏的实施率平均仅为 4.5%，公众"不会救、不能救、不愿救"的问题突出，导致我国院外心搏骤停患者生存率极其低下，总体生存率仅为 1.3%，给个人、家庭、企业和社会造成重大的健康资产损失。基于此，《健康中国行动（2019—2030 年）》指出，"到 2022 年和 2030 年取得急救培训证书的人员分别达到 1% 和 3%"，劳动者个人需要"学习掌握现场急救知识和急性危害的应急处置方法，能够做到正确的自救、互救"，企业依据有关标准"配备急救箱等装备"，"政府需推动企业职业健康管理队伍建设，提升企业职业健康管理能力"等要求。

2.2 工作场所心搏骤停发生风险不断增加

在社会大变革的背景下，职业性有害因素广泛存在于生产工艺、劳动过程和生产环境当中。企业间竞争激烈，更大的责任和压力不可避免地分到每一位职工身上，企业职工甚至企业家发生心源性猝死的事件时有发生。职业地位可以决定社会心理因素，也可以预测社会经济地位，与心血管疾病的危险因素和发病率息息相关。同时，职工不规律饮食和饮食结构改变、久坐、吸烟、熬夜等健康风险因素增加，造成高血压、高脂血症、糖尿病、肥胖等慢性病高发，也加大了心搏骤停发生的风险。

2.3 企业重视程度低，缺少跨学科专家共识指导

普通企业对应对心搏骤停的重要性认识不到位、关注少、投入不足，政府投入、社

会捐赠一般很难惠及企业，并且有关工作场所心搏骤停、AED 布局与使用的研究缺乏，从而造成工作场所存在心肺复苏培训率低、AED 布局不足、职工意识不强、心搏骤停应对能力薄弱等短板，这需要企业健康促进领域专家、急诊医学及相关领域医学专家携起手来，组成多学科专家组，共同参与制定企业应对工作场所心搏骤停专家共识。

3 企业应对工作场所心搏骤停的策略和方法

由浙江省预防医学会企业健康促进专业委员会牵头，在中华医学会急诊医学分会和浙江省预防医学会的大力支持下，参考国内外相关文献，组织国内相关领域专家多轮审议，达成以下共识，以指导企业科学有效应对工作场所心搏骤停，减少心源性猝死事件的发生率，为企业健康资产保值、增值。

问题 1 企业应对工作场所心搏骤停的策略是什么？

3.1 企业应对工作场所心搏骤停的预防策略

3.1.1 企业方面

企业应当在认真落实职业健康监护制度的基础上，规范建立职工健康档案，定期组织职工健康体检。企业可以与第三方健康管理机构合作，实现对职工心血管疾病的风险评估和疾病诊断，系统、全面、动态地掌握职工疾病发病风险或发展状态，针对性实施动态的、个性化的风险分层管理：针对低风险人群实施常规健康促进，针对中高风险人群强化危险因素动态监测并及早给予积极干预；针对已患有心血管疾病的职工，在提供工作场所基本健康促进服务之外，应该科学安排工作岗位，有效规避工作中的心搏骤停诱发因素，最大限度降低工作场所心搏骤停发生率。

3.1.2 职工方面

企业的每位职工都要树立自己是健康第一责任人的理念，努力做到合理膳食、适量运动、戒烟限酒、心理平衡及科学睡眠等。职工通过建立健康行为和生活方式，减少心血管疾病的发生或延缓发展进程，降低自身心搏骤停发生率。

推荐建议 1 企业应对工作场所心搏骤停的根本策略是预防，针对职工健康情况实施动态的个性化健康管理，并动员职工关注个人健康。

问题 2 工作场所心搏骤停发生前，企业可以做些什么？

3.2 工作场所心搏骤停发生前的保障工作

3.2.1 组织保障

企业应在健康企业建设工作领导小组的基础上，建立并完善工作场所心搏骤停应对的组织机构。主要负责人要提高对心搏骤停应对工作重要性和紧迫性的认识，建立或指定心搏骤停应对工作领导小组，组长为法定代表人或法人委托人，领导小组成员应包括办公室、人力资源、安全、卫生、工会、财务等相关部门负责人。配置专兼职联络人员，企业职工500人以下的，配置1名专兼职联络人员；500人以上的，配置2名及以上专兼职联络人员；明确联络员职责，便于部门内、部门与部门之间、以及企业和外部之间的有效沟通和协作。

推荐建议2　企业成立工作场所心搏骤停应对的组织机构并按企业职工人数配置专兼职联络人员。

3.2.2　人力资源保障

在工作场所中，职工实施心肺复苏的意愿很高，而对心肺复苏的了解和掌握程度是影响实施心肺复苏的主要因素。通过在工作场所开展心肺复苏培训，让职工面对心搏骤停患者时能够"想救、敢救、能救、懂防"。培训的核心内容应包括：心搏骤停的严重危害和第一时间心肺复苏的重要性，现场心肺复苏的关键要点和技能，心肺复苏的法律免责与自我保护，心搏骤停的个人和家庭预防等。积极组织职工参加有资质的单位开展的心肺复苏培训和复训，考核合格后发放证书。采取层次递进和分级培训的方式，先培训重点岗位职工，再覆盖一般岗位职工，推进心肺复苏在工作场所的科学普及，争取人人都是合格的"第一目击者"。并可考虑遴选骨干职工，参加救护师资班的培训，成为工作场所心搏骤停应对的基础力量，保证心肺复苏培训工作的可持续性。

推荐建议3　企业可采取层次递进和分级培训的方式加强工作场所"第一目击者"培训，并遴选骨干职工建设救护师资队伍。

3.2.3　设备保障

企业可参照《公共场所自动体外除颤器配置指南（试行）》在工作场所合理布局AED，并设置AED应急使用电话。综合工作场所人员密度、流动量及分布距离等影响因素，按照"第一目击者"能够在3~5分钟内获取AED并赶到患者身边为原则布局AED。AED布局位置应有固定、醒目的标识，遵循科学的安装要求，并定时、定人维护，确保AED设备的安全和使用。有条件的企业在布局AED时，可同时配置个人防护装备和辅助工具等，形成"AED组合包"。还可以在单位通勤车和巡逻车上配置AED，或通过无人机运输AED，让工作场所AED能够流动起来。

推荐建议4　企业应综合考虑工作场所的影响因素，规范化布局AED并确保其安全可使用。

3.2.4　信息技术支持

企业向职工提供AED的布局位置与心肺复苏培训同样重要，可以将AED布局位置输入工作场所电子平面地图，生成手机软件或小程序，向全体职工发布，方便职工或来访者通过手机查找工作场所里布局的AED。还可以尝试构建涵盖目击者一键启动呼救、周边职工接收呼救并取送 AED 到达现场协助、企业医务人员立即响应的智能化信息管理平台，提高工作场所心搏骤停的应对能力。

推荐建议 5 企业可借助先进的科学技术，构建工作场所心搏骤停应对的智能化信息管理平台。

问题 3 工作场所心搏骤停发生后，企业如何做好现场救护？

3.3 工作场所心搏骤停发生后应对方法

3.3.1 现场救护流程

工作场所心搏骤停发生后，"第一目击者"在确认现场安全、做好自我保护的前提下，应在"第一现场""第一时间"启动应急反应系统，实施高质量的心肺复苏和 AED 快速除颤，直到医疗卫生专业人员到达（见附图 1）。

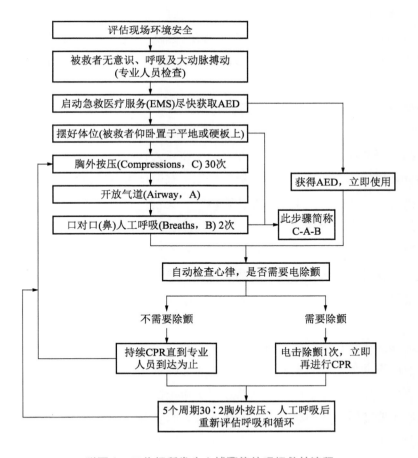

附图 1　工作场所发生心搏骤停的现场救护流程

推荐建议 6 企业应明确工作场所发生心搏骤停的现场救护流程。

3.3.2　基础生命支持与高级生命支持的衔接

时间就是生命。工作场所心搏骤停发生后，目击者还可以在专业人员电话指导下实施心肺复苏。同时应启动应急预案，工作场所内的医疗卫生人员及工作场所外的急救专业人员迅速响应，按照最佳路线快速赶往现场实施高级心肺复苏，并缩短患者的转运时间。

推荐建议7　企业应缩短工作场所心搏骤停应对的急救反应时间。

问题4　应对工作场所心搏骤停，企业如何做好综合施策？

3.4　企业应对工作场所心搏骤停的系统建设

3.4.1　政策方面

企业把工作场所心搏骤停应对纳入企业健康发展规划，提供人力、财力和物力等支持；将心肺复苏培训纳入职工上岗前职业卫生培训和在岗期间的定期职业卫生培训；将AED纳入应急设施目录；弘扬社会主义核心价值观，为积极施救的职工提供法律支持并纳入评优表彰对象等。通过政策支持让职工认识到心搏骤停应对工作的重要性，能够有效做到全员参与。

推荐建议8　企业为应对工作场所心搏骤停制订支持性政策。

3.4.2　环境方面

职工的健康与环境密切相关，企业在办公室、人行步道、电梯、食堂、会议室等场所进行健康环境的布置，通过设立健康宣传栏、张贴健康提示语、制作膳食模型、设立吸烟点等措施来营造健康氛围；在企业宣传片、文创产品中纳入健康元素；结合职工健康需求，组织各类专家为职工进行一系列的健康知识讲座，并组织开展健康咨询活动等，不断提高职工自我健康管理意识和能力；对积极实施心肺复苏的典型职工进行深入宣传报道，让获救者现身说法，营造懂得生命、尊重生命和敬畏生命的企业文化氛围。

推荐建议9　打造健康的企业文化，为应对工作场所心搏骤停提供环境支持。

3.4.3　机制方面

企业应加强与所在地政府、医疗卫生单位和红十字会等组织机构之间的沟通联系与合作，企业应主动争取政府资源，对工作场所心搏骤停应对提供政策支持。企业在成立心搏骤停应对工作小组的基础上，与医疗卫生单位协作制订心搏骤停应对工作方案和应急预案。职工要加强自我健康管理，积极参加心肺复苏培训和复训，提高心肺复苏知识与技能以及实施心肺复苏的意识。街道（镇）、居委会（村）等基层政府机构，医院、急救医疗中心等医疗卫生单位，红十字会等公益组织，为企业应对工作场所心搏骤停提供服务、技术、师资和教具等方面的支持。不断开展工作场所心搏骤停现场演练，检验各项工作成效，完善企业急救体系中不足的工作环节，并通过"改进——评估——再改进——再评估"的步骤持续提高企业应对工作场所心搏骤停的能力。

推荐建议10   构建企业主导、多主体参与的心搏骤停联防联控协作机制（见附图2）。

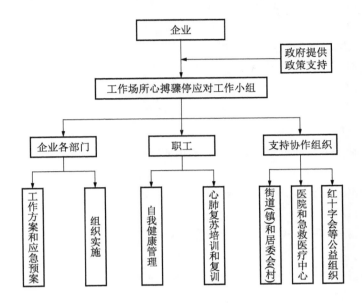

附图2   企业主导、多主体参与的心搏骤停联防联控协作机制

4   结语

身心健康的职工和健康的组织环境是企业取得高绩效的基础，企业需要关注预防和控制影响职业人群健康的所有危险因素，践行"把健康融入所有政策"的理念，全方位、全周期保障职工健康，确保职工健康与企业经济效益共同可持续发展。

参考文献

[1] 胡世杰. 加快实施职业健康保护行动 [J]. 中国职业医学，2021，48（1）：1-5.

[2] 李涛，李霜. 健康中国战略与职业健康保护 [J]. 中国职业医学，2020，47（5）：505-511.

[3] 李霜.《健康企业建设评估技术指南》解读 [J]. 劳动保护，2020，9：68-70.

[4] 刘敏，刘昊，张庆军，等. 湖北省职业场所慢性病高风险人群身体活动和静态行为调查 [J]. 中国慢性病预防与控制，2016，24（9）：688-690.

[5] 吕传柱，于学忠. 急诊与灾难医学 [M]. 北京：科学出版社，2020.

[6] 心肺复苏2011中国专家共识组. 心肺复苏2011中国专家共识 [J]. 中国心血管病研究，2011，9（12）：881-887.

[7] 中国研究型医院学会心肺复苏学专业委员会. 2016中国心肺复苏专家共识 [J]. 中华灾害救援医

学, 2017, 5(1)：1 – 23.

[8] 王立祥. 心肺复苏共识的再认识 [J]. 中华急诊医学杂志, 2010, 19(1)：108 – 110.

[9] KOSTER R W, BAUBIN M A, BOSSAERT L L, et al. European Resuscitation Council Guidelines for Resuscitation 2010 Section 2. Adult basic life support and use of automated external defibrillators [J]. Resuscitation, 2010, 81(10)：1277 – 1292.

[10] 葛波涌, 王明太, 王玉波, 等. 社区普及徒手心肺复苏对猝死患者抢救的意义 [J]. 中华急诊医学杂志, 2017, 26(8)：974 – 976.

[11] 齐腾飞, 景军. 中国 1996—2015 年城市院前急救反应时间分析 [J]. 中国公共卫生, 2017, 33(10)：1466 – 1468.

[12] American Heart Association. Highlights of the 2020 American Heart Association guidelines for CPR and ECC [M]. USA：American Heart Association, 2020.

[13] 张文武, 徐军, 余涛. 关于我国公众急救培训体系建设的探讨 [J]. 中国急救医学, 2019, 39(4)：309 – 312.

[14] 祝益民, 晏锡泉, 陈芳. 现场救护立法的紧迫感与时代需求 [J]. 中华急诊医学杂志, 2021, 30(1)：3 – 5.

[15] 杭州市人民政府. 杭州市公共场所自动体外除颤器管理办法 [R]. 杭州市人民政府, 2020.

[16] 中国研究型医院学会心肺复苏学专业委员会, 中华医学会科学普及分会. 2018 中国心肺复苏培训专家共识 [J]. 中华危重病急救医学, 2018, 30(5)：385 – 400.

[17] 骆丁, 张娜, 郑源, 等. 自动体外除颤仪的配置现状及实施研究进展 [J]. 中国急救医学, 2021, 41(2)：182 – 185.

[18] XU F, ZHANG Y, CHEN Y. Cardiopulmonary resuscitation training in China：current situation and future development [J]. JAMA Cardiology, 2017, 2(5)：469 – 470.

[19] SHAO F, LI C S, LIANG L R, LI D, MA S K. Outcome of out-of-hospital cardiac arrests in Beijing, China [J]. Resuscitation, 2014, 85(11)：1411 – 1417.

[20] 刘丽杭. 国际社会健康治理的理念与实践 [J]. 中国卫生政策研究, 2015, 8(8)：69 – 75.

[21] 健康中国行动推进委员会. 健康中国行动(2019—2030 年) [R]. 2019 年 7 月.

[22] ZHANG L, NARAYANAN K, SURYADEVARA V, et al. Occupation and risk of sudden death in a United States community：a case-control analysis [J]. BMJ Open, 2015, 5：1 – 8.

[23] FENG X F, HAI J J, MA Y, et al. Sudden cardiac death in Mainland China [J]. Circ Arrhythm Electrophysiol, 2018, 11：1 – 3.

[24] HAYASHI M, SHIMIZU W, ALBERT C M. The spectrum of epidemiology underlying sudden cardiac death [J]. Circ Res, 2015, 116：1887 – 1906.

[25] 范国辉, 张林峰. 心源性猝死的流行病学研究进展 [J]. 中华流行病学杂志, 2015, 36(1)：87 – 89.

[26] MAYR N P, LEBAN T, TASSANI P, et al. Use of automated external defibrillators in the occupational setting in Germany-a pilot study [J]. JOEM, 2012, 54(7)：789 – 791.

[27] 国家卫生健康委员会. 工作场所职业卫生管理规定 [R]. 国家卫生健康委员会, 2020.

[28] 陈美君, 林昊翔, 云青萍, 等. 职业人群工作场所健康促进服务利用状况及其对主观幸福感的影响 [J]. 中国健康教育, 2021, 37(4): 297 - 302 + 317.

[29] 王德杰, 王淑莹, 王岩梅, 等. 心血管状态监测系统预测电网职工发生缺血性心血管病风险的应用研究 [J]. 中国心血管杂志, 2021, 26(1): 62 - 65.

[30] 全国爱卫办, 国家卫健委, 工业和信息化部, 等. 关于推进健康企业建设的通知 [R]. 全国爱卫办, 国家卫健委, 工业和信息化部, 生态环境部, 全国总工会, 共青团中央, 全国妇联, 2019.

[31] RICCÒ M, BERRONE M, VEZZOSI L, et al. Factors influencing the willingness to perform bystander cardiopulmonary resuscitation on the workplace: a study from North-Eastern Italy [J]. Acta Biomed, 2020, 91(4): e2020180.

[32] 余涛. 中国公众心肺复苏思考与探索 [J]. 中国实用内科杂志, 2019, 39(10): 851 - 854.

[33] 李洋, 叶泽兵, 蒋晓红, 等. 公众院前应急救护技能教育和培训体系的建设 [J]. 中华灾害救援医学, 2018, 6(1): 46 - 49.

[34] 梁锦峰, 武海波, 郑军, 等. 社会急救培训导师的遴选与管理 [J]. 中国急救医学, 2020, 40(12): 1173 - 1176.

[35] 国家卫生健康委办公厅. 国家卫生健康委办公厅关于印发公共场所自动体外除颤器配置指南(试行)的通知 [R]. 国家卫生健康委办公厅, 2021.

[36] 吕传柱, 张华, 陈松, 等. 中国 AED 布局与投放专家共识 [J]. 中华急诊医学杂志, 2020, 29(8): 1025 - 1031.

[37] CLAESSON A, BÄCKMAN A, RINGH M, et al. Time to delivery of an automated external defibrillator using a drone for simulated out-of-hospital cardiac arrests vs emergency medical services [J]. JAMA, 2017, 317(22): 2332 - 2334.

[38] SAKAI T, IWAMI T, KITAMURA T, et al. Effectiveness of the new 'Mobile AED Map' to find and retrieve an AED: A randomised controlled trial [J]. Resuscitation, 2011, 82: 69 - 73.

[39] MERCHANT R M, ASCH D A, HERSHEY J C, et al. A crowdsourcing innovation challenge to locate and map automated external defibrillators [J]. Circ Cardiovasc Qual Outcomes, 2013, 6: 229 - 236.

[40] 蔡文伟, 李恒杰. 全球复苏联盟提高院外心脏骤停生存率的十项举措 [J]. 中华急诊医学杂志, 2021, 30(1): 12 - 14.

[41] 石泽亚, 祝益民. 现场救护第一目击者行动专家共识 [J]. 中华危重病急救医学, 2019, 31(5): 513 - 527.

[42] KLEINMAN M E, BRENNAN E E, GOLDBERGER Z D, et al. Adult Basic Life Support and Cardiopulmonary Resuscitation Quality 2015 American Heart Association Guidelines Update for Cardiopulmonary Resuscitation and Emergency Cardiovascular Care [J]. Circulation, 2015, 132: S414 - S435.

[43] 陈晓松. 现场救护医学 [M]. 广州: 中山大学出版社, 2020.

[44] 中国医学救援协会, 中华护理学会. 现场心肺复苏和自动体外心脏除颤技术规范 [J]. 中华护理

杂志，2018，53：33－37.

［45］张进军. 电话指导的心肺复苏专家共识［J］. 中华急诊医学杂志，2019，28（8）：951－955.

［46］姚元章，丁茂乾. 灾难应急救援转运新策略［J］. 中华卫生应急电子杂志，2016，2（1）：10－13.

［47］俞捷，赵俊峰，倪一宏. 上海市黄浦区职业场所慢性病综合防控模式实证研究［J］. 上海预防医学，2019，31（10）：835－841.

［48］The Resuscitation Academy. 10 steps for improving survival from Cardiac Arrest［M］. Washington：University of Washington Press，2019.

共识专家：

企业健康促进领域专家： 曹承建（杭州市职业病防治院）、郭君萍（杭州市五云山医院）、李霜（中国疾病预防控制中心职业卫生与中毒控制所）、李涛（中国疾病预防控制中心职业卫生与中毒控制所）、刘晓冬（温州医科大学公共卫生与管理学院）、刘志胜（深圳市瑞安医疗服务有限公司）、陆远强（浙江大学医学院附属第一医院）、马海燕（杭州师范大学公共卫生学院）、孙新（中国疾病预防控制中心职业卫生与中毒控制所）、王爱红（宁波市疾病预防控制中心）、王大辉（杭州师范大学公共卫生学院）、王鹏（杭州师范大学公共卫生学院、急救与创伤研究教育部重点实验室）、武留信（中关村新智源健康管理研究院）、许亮文（杭州师范大学公共卫生学院）、杨磊（杭州师范大学公共卫生学院）、尹小雨（杭州师范大学公共卫生学院）、余丹（湖南省职业病防治院）、张莉娜（宁波大学医学院公共卫生学院）、张美辨（中国疾病预防控制中心职业卫生与中毒控制所）、邹华（浙江省疾病预防控制中心）

急诊医学及相关医学领域专家： 蔡文伟（浙江省人民医院）、曾俊（四川省医学科学院/四川省人民医院）、柴艳芬（天津医科大学总医院）、董樑（浙江大学医学院附属第二医院）、韩小彤（湖南省人民医院）、洪玉才（浙江大学医学院附属第二医院）、姜宇婷（中华急诊医学杂志编辑部）、李立宏（空军军医大学第二附属医院）、陆峰（上海市医疗急救中心）、吕传柱（四川省医学科学院/四川省人民医院、急救与创伤研究教育部重点实验室、中国医学科学院海岛急救医学创新单元）、马渝（重庆市急救医疗中心）、马岳峰（浙江大学医学院附属第二医院）、张剑锋（广西医科大学第二附属医院）、张军根（杭州市急救中心）、张茂（浙江大学医学院附属第二医院）、张邢炜（杭州师范大学附属医院）、周宁（广东省湛江中心人民医院）、朱继红（北京大学人民医院）、姜伟（德阳市人民医院）、王清华（南方医科大学珠江医院）、周启棣（北京大学深圳医院）

（王鹏　尹小雨　王大辉　刘志胜　孙新　吕传柱　杨磊）

四　国家卫生健康委办公厅关于印发公共场所自动体外除颤器配置指南（试行）的通知

国卫办医函〔2021〕602号

各省、自治区、直辖市及新疆生产建设兵团卫生健康委：

为贯彻落实《基本医疗卫生与健康促进法》《健康中国行动（2019—2030年)》有关要求，规范公共场所自动体外除颤器配置，我委制定了《公共场所自动体外除颤器配置指南（试行)》。现印发给你们，供各地在公共场所配置自动体外除颤器时参照使用。

地方各级卫生健康行政部门应组织有关专家为本地配置自动体外除颤器提供技术支持，开展自动体外除颤器使用等急救知识和技能的培训工作，推动自动体外除颤器配置与院前医疗急救服务相衔接。鼓励有条件的地方借助互联网技术建立自动体外除颤器远程管理系统，对自动体外除颤器的运行和维护保养实时监控管理，并建立自动体外除颤器地图、自动体外除颤器导航，为公众提供更加准确的自动体外除颤器地理位置服务。

国家卫生健康委办公厅

2021年12月13日

（信息公开形式：主动公开）

公共场所自动体外除颤器配置指南

（试行）

为落实《基本医疗卫生与健康促进法》《健康中国行动（2019—2030年)》有关要求，规范公共场所自动体外除颤器（Automated External Defibrillator，AED）配置，制定本指南。

一、适用范围

在公共场所配置自动体外除颤器。

二、规划配置

（一）地方各级卫生健康行政部门会同相关部门根据辖区院外心脏骤停发生率、人口数量及密度、辖区面积、公共场所数量及类别等因素，对公共场所自动体外除颤器配置进行科学规划，明确自动体外除颤器配置要求，包括数量、密度、点位、安装规范等。

（二）配置自动体外除颤器应按照科学规划、注重实效的原则，优先保障重点公共场所，加大配置密度。其中，优先在人口流动量大、意外发生率高、环境相对封闭或发生意外后短时间内无法获得院前医疗急救服务的公共场所配置自动体外除颤器。建议在城市轨道交通、长途车、铁路列车、飞机以及交通场站、大型企事业机关单位、工厂车间、城市广场、教育和培训机构、养老机构、社区、体育和文化娱乐场所、大型商超、酒店、旅游景点、学校、幼儿园等人员密集场所和警车、消防车等应急载具内，逐步推进配置工作。

（三）鼓励各单位自主配置自动体外除颤器。

（四）鼓励社会各界积极捐赠自动体外除颤器，积极参与公共场所自动体外除颤器配备工作。

三、安装要求

（一）自动体外除颤器安装应使用统一标识。标识由心形内加电击符号图案、AED和自动体外除颤器字样组成，背景色为橙黄色，心形图案为红色，文字和电击图案为白色，字体为黑体，具体如下：

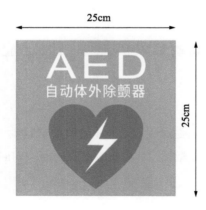

注：整体字体为思源黑体常规/加粗；橙色色值为 C0 M60 Y100 K0；红色色值为 C0 M100 Y100 K0；白色色值为 C0 M0 Y0 K0；字号为 AED（170pt），自动体外除颤器（66pt）。图案选择国际通用的心形和电击图形。

（二）标识应设置在自动体外除颤器放置点的明显位置。存在视线障碍的自动体外除颤器设置点应设置发光标志。

（三）自动体外除颤器包装内基本配置应包括具备单向通气阀的呼吸面罩或一次性人工呼吸面膜、剪刀、剃刀、吸水纸巾、一次性丁腈手套、消毒湿巾等。鼓励常规配备急救箱或急救包。

（四）自动体外除颤器应附有配套的保护外箱或机柜。根据安装地点需要可在外箱或机柜内配备警报或警铃装置，使用时启用警报或警铃起到提醒公共场所相关工作人员的作用。户外自动体外除颤器机柜或箱体宜符合《电子设备机械结构户外机壳》（GB/T 19183—2003）的要求，具备防风、防雨、防晒等抵御有害环境影响的功能。鼓励保护外箱或机柜上设显示屏，播放自动体外除颤器操作等应急救护知识普及视频。

（五）外箱或机柜门应方便、快捷开启（不上锁、不扫码），避免错失抢救时间。

（六）在外箱或机柜上，统一标明"自动体外除颤器"字样，粘贴警告用语和警示贴，禁止在非必要时取用自动体外除颤器。

（七）自动体外除颤器应安装在位置显眼、易于发现、方便取用的固定位置，如各类服务台、工作站等。有条件的可安排专人值守或安装电子监控。同类公共场所自动体外除颤器安装位置应遵循统一规律；自动体外除颤器距地面不高于1.2米；周边应统一张贴操作说明、注意事项等内容，结合地方实际和铺设地点情况配备多语种说明，方便公众寻找取用。

（八）已配置自动体外除颤器的公共场所应在该场所平面示意图上标示自动体外除颤器位置，并在重要出入口、自动体外除颤器放置处设有统一、明显的自动体外除颤器导向标识。导向标识的设置宜符合《公共信息导向系统设置原则与要求》（GB/T 15566—2020）和《应急导向系统设置原则与要求》（GB/T 23809—2020）的要求。导向要素规范、系统、醒目、清晰、协调、安全。

（九）设备安装场所所在单位负责开展自动体外除颤器设备日常巡检并做好记录，发现异常情况及时报告。巡检内容包括：自动体外除颤器设备信息、自动体外除颤器耗材状态及效期（含电极片状态及效期、电池电量）、自动体外除颤器设备位置、自动体外除颤器设备剩余使用年限、急救物品效期、机箱耗材、机箱位置、机箱电量、通讯日志（如为智能化）、标志标识、现场管理人员信息情况等。

五　为教育部全国急救教育试点学校建设点赞

近期，教育部《首批全国急救教育试点学校名单》出炉，全国共有201所学校入选，同时印发的《首批全国学校急救教育试点工作实施方案》从总体要求、重点任务和组织保障3个方面对加强学校急救教育提出要求。

随着工业化、城镇化、人口老龄化和生活方式变化，我国居民疾病谱在不断变化，心脑血管疾病、道路交通伤和各类灾害等事故高发，而这些事故最佳救命时间往往仅有几分钟、几小时，如果能及时施救，就能最大限度挽救伤员的生命或减轻伤残发生率，这亟需公众能够在急救专业人员到达事故现场前的"空窗期"开展自救和互救，从而为专业急救赢得时间。

但是，我国公众急救教育目前普及率极低，基于此，《健康中国行动（2019—2030年）》指出全民急救教育的任务与目标为"鼓励、支持红十字会等社会组织和急救中心等医疗机构开展群众性应急救护培训，普及全民应急救护知识，使公众掌握基本必备的心肺复苏等应急自救互救知识与技能。到2022年和2030年，取得急救培训证书的人员分别达到1%和3%"，这个目标乘以14亿的人口基数，数量之大不容小觑。

教育部通过在学校率先开展急救教育，一方面可以直接提升学生的健康素养，为社会培养乐于施救、敢于施救、善于施救的人才；另一方面可以通过学生充实急救教育师资队伍，带动每个家庭和社会学习急救知识与技能。更重要的是，可以为学生植入"懂得生命、尊重生命、敬畏生命"的生命安全意识教育，进而推动整个社会健康素养的提高和文明程度的提升，筑牢人民群众生命安全屏障，助力健康中国、平安中国建设，增强人民群众的参与感、获得感、幸福感和安全感。

当然，学校开展急救教育只是一个起点，若急救教育能够进一步走进党政机关、企事业单位和各类组织机构，走进社区和千家万户，能够覆盖各行各业、各类人员，就能在全社会形成"人人学急救、急救为人人"的文化氛围，更好地构建"共建、共治、共享"的健康治理体系。

（王鹏）